からだの痛みを和らげる
マインドフルネス
充実した生活を取り戻す
8週間のプログラム

Mindfulness for Health
A Practical Guide to Relieving Pain,
Reducing Stress and Restoring Wellbeing

［著］
ヴィディヤマラ・バーチ
Vidyamala Burch

ダニー・ペンマン
Danny Penman

［監訳］
佐渡充洋

［訳］
小野良平
岩坂　彰

創元社

献辞
♦
愛らしいサーシャ・メイ・ペンマンへ
ダニー

ブレスワークスのみんなへ
――私のヴィジョンを共有し、
ともに実現してくれることに深い感謝を込めて
ヴィディヤマラ

Mindfulness for Health:
A Practical Guide to Relieving Pain, Reducing Stress and Restoring Wellbeing
by Vidyamala Burch and Danny Penman
Copyright © 2013 Vidyamala Burch and Danny Penman
Japanese translation rights arranged with Curtis Brown Group Limited
through Japan UNI Agency, Inc., Tokyo.

本書の日本語版翻訳権は、株式会社創元社がこれを保有する。
本書の一部あるいは全部についていかなる形においても
出版社の許可なくこれを使用・転載することを禁止する。

本書で紹介するプログラムに少しでも疑問があるときは、担当の医師や治療者に相談してください。すでに自分に合った理学療法やエクササイズの計画をお持ちであれば、それを本書のプログラムとともに継続しましょう。瞑想は薬物治療に代わるものではありません。担当の医師や治療者に相談することなく、使用中の薬を変更しないでください。本書のプログラムに取り組むことで薬の使用量を減らせる可能性は十分にありますが、その場合もしっかりと管理しながら、徐々に減らしていくように気をつけましょう。結果的に薬の量を減らせなかったとしても、マインドフルネスは日々の生活に新たな豊かさと質感をもたらし、健全な生活を取り戻す力になります。

　ブレスワークスでは、読者が本書のプログラムを終えた後も学び続けるためのさまざまなサポートを提供しています。グループでのレッスンやオンラインコースに加え、個人向けのレッスンやサポートも利用可能です（コースの詳細や、ブレスワークスの公認トレーナーのリストはhttp://www.breathworks-mindfulness.org.uk/でご確認ください）。

謝辞

　この本は、終始惜しみなく時間を割いて著者たちを支え、力になってくれた人々の幅広いつながりがなければ書くことができませんでした。

　カーティス・ブラウン社のシェイラ・クロウリー、そしてピアトゥクス社のアン・ローレンスとそのチームに心から感謝します。ヴィディヤマラは、コミュニティに貢献することを望む障害者への援助として2001年に資金提供してくれた、イギリスのミレニアムコミッションに特に感謝しています。この最初の援助がなければ、Peace of Mind（心の平和）プロジェクトが生まれることはなく、プロジェクトが一般に知られるようになってきた2004年に、ブレスワークスへと発展することもありませんでした。ブレスワークスの共同設立者であるソーナ・フリッカーとゲーリー・ヘネシー、およびマンチェスターに拠点を置いて活動するその他の中心メンバーのコリン・ダフ、シンガシュリ・ガズムリ、ジェニファー・ジョーンズ、ディ・ケイラー、カルナヴァジュリ・モリスにも特別の感謝を伝えなければなりません。また、世界中でブレスワークスのメッセージを伝えることに力を注いでいる何百というトレーナー、そして病気や痛みを抱えながら、長年ブレスワークスに深く関わってくれている何千という人々にも感謝します。その勇気と率直さは、この本の内容を練り上げる助けになりました。長年にわたり、彼らの多くが自分の体験を惜しみなく共有してくれました。本書にその体験を掲載する際は、プライバシー保護のために名前を変えています。

　本書のプログラムの主な内容は、ヴィディヤマラがつくったオンラインコースを基にして、オラ・シェンストロム博士が設立したスウェーデンのマインドフルネスセンターとともに開発したものです。

　ダニーはパラグライディングの事故で負傷した脚を再建してくれた、ブリストル王立病院のマーク・ジャクソン医師とそのチームに特に感謝しています。この事故をきっかけとして、ダニーはマインドフルネスによる痛みの緩和と回復の促進に取り組み始めました。

また、著者たちの学術的・医療的なアドバイザーのチームにも感謝します。キングス・カレッジおよびガイズ・アンド・セント・トーマスNHS財団トラストのランス・マクラッケン教授、リーズ大学のスティーブン・モーリー教授、ユニバーシティ・カレッジ・ロンドンのアマンダ・C・デ・C・ウィリアムズ博士。みな、慢性痛を抱える人々の苦痛のコントロールを支援するために長い年月をささげてきました。

　マサチューセッツ大学メディカルセンターのジョン・カバットジン博士に特別の感謝をささげます。博士はマインドフルネスを西洋の医療に取り入れた革新的研究者です。そしてもちろん、いつも著者たちを力強く支えてくれているオックスフォード大学のマーク・ウィリアムズ教授にも、心から感謝しなければなりません。

　ヴィディヤマラのパートナーのソーナと、ダニーの妻ベラにも感謝しています。2人はたゆみなく著者たちをサポートしてくれました。そしてダニーの小さな娘、サーシャ・メイは、いつでも執筆に向かう力の源になってくれました。

マーク・ウィリアムズによる序文

　マインドフルネスのトレーニングの核心には、奇妙なパラドックスがあります。マインドフルネスは「意識すること」を意味していますが、慢性の病気や外傷に伴って身体に激しい痛みを感じるとき、私たちは間違いなくその苦しみを極めて強く意識しているはずです。一体どうして、さらに意識を強めていくことが助けになるのでしょうか。

　本書の著者ヴィディヤマラ・バーチとダニー・ペンマンは、この思いやりに満ちた、素晴らしい本の中で、それを解き明かしています。痛みがあるとき、ある非常に捉え難い心の働きが無意識に動き出し、まさに私たちが取り除きたいと思っているその痛みや不快感のボリュームを大きくしてしまうことがあります。鋭い注意力が必要なのは、苦痛を悪化させるこうした働きが、意識しなければ自動的に動き出してしまうからです。このようなことがすべて「闇の中で」起きている限り、私たちは痛みを抱えたまま、1人で途方に暮れることになります。しかしその苦しみは、注意力の光を当てることができれば自然と消えていきます。

　一方で、本書はそうしたメカニズムを最新の科学に照らして明快に説明するだけでなく、苦しみを一歩ずつ確実に克服していく方法も提示しています。その中心となるのは一連の短い瞑想実践です。この実践によって、激しい苦痛の核心に近づき、やさしい気持ちと好奇心を持ってそれを観察する勇気が培われます。そうすることで、痛みを悪化させる無意識の心の働きがどのようなきっかけで勢いを増していくのか、はっきりと気づけるようになっていくのです。また、自分のためになる活動と害になる活動を見分ける方法や、厳しく不寛容になりがちな心を開き、思いやりを持つように促す方法を示します。意外に思われるかもしれませんが、そのように「心を促す」ことで、決して取り除けないと思っていた苦しみを大きく軽減できるのです。

　私は光栄にも、ヴィディヤマラ、ダニーの2人と長年の親交があります。2人ともかつて、自分にはとても耐えられないと感じるような痛みを経験し

たことがあり、そのつらさを知った上でこの本を書いています。ヴィディヤマラの場合、それはライフセービングの訓練中の事故と、その数年後に起きた交通事故によるものでした。ダニーはパラグライディング中の事故でけがを負いました。2人はその事故と、それに続く出口の見えない急性痛や慢性痛に苦しんだ経験をこの本の中で語っています。そして両者とも、マインドフルネスの瞑想実践に、苦しみから解放される道を見出しました。ヴィディヤマラは自身の経験をもとに Living Well with Pain and Illness という本を書き、慢性の痛み、病気、ストレスに苦しむ人々を助けるブレスワークスという組織を設立しました。そうした執筆活動や、臨床的・教育的な活動を通して数多くの人を助けています。ダニーは、マインドフルネス認知療法に出会い、著書 Mindfulness: A Practical Guide to Finding Peace in a Frantic World（訳注：邦訳『自分でできるマインドフルネス：安らぎへと導かれる8週間のプログラム』創元社）の中で、それを分かりやすく豊かな表現で解説しました。この本はベストセラーとなり、多くの人の助けとなっています。

　今あなたが手にしているこの本には、病気、事故、けがのために生活が取り返しのつかないほど損なわれたように感じて、一度はすべての希望を諦めた人々の語った感動的な体験が数多く収められています。本書で紹介されている人々の中には、現代科学が明らかにした痛みのメカニズム——そしてマインドフルネスがそうした苦痛にまったく新しい方法で効果的に対処できるという事実——を知ったことからコースに参加したいと思った人もいるかもしれません。しかし、科学は初めの一歩を踏み出すきっかけにはなっても、状況が非常に苦しくなったときに、そのやる気を維持してくれることはあまりありません。マインドフルネス、そしてそれを現代医療の枠組みに最初に取り入れたジョン・カバットジン博士の根本的な理念が真価を発揮するのはまさにこの点です。博士は言っています。どんな病気やけがを抱えていたとしても、まだ息をしているのであれば、あなたの心身には具合の悪い部分よりも健全な部分のほうが多いのだ、と。

　このように病気を捉えているため、心身の医療へのマインドフルネスのアプローチでは、人は誰もが奥深い資質を持っていると考えます。自分の中にあるその資質を見つけ、育む方法を誰にも教わってこなかったために、それ

に気づいていないだけなのだと見るのです。痛みは無視できるものでもなければ、なくなってほしいと願って消えるものでもありません。しかし、痛みが発する騒音の奥には、決して病気によって損なわれることのない、深い全体性があります。自分をひどく悩ます元凶のように感じている身体に、ほんの少しの間だけでも積極的に近づき、それを正確に感じ取ってやさしく受け入れられれば、私たちはその全体性の中に戻っていくことができるのです。

　こうしたアプローチを身につけるのはたやすいことではないにせよ、不可能ではありません。そのためには、忍耐、勇気、そして実践を行う意志が必要です。他の誰かにその実践を代わってもらうことはできませんが、信頼できる、優れた導きは何物にも代え難いものです。著者たちはその実践のプロセスを導くために、この本を書きました。その導きによって、マインドフルネスの深い効果に気づき、日々の実践の中で少しずつ、本来の素晴らしい自分とのつながりを取り戻していかれることを祈っています。

マーク・ウィリアムズ
オックスフォード大学教授

目次

謝辞　ii
マーク・ウィリアムズによる序文　iv

第1章　すべての瞬間は新たなチャンス　2
マインドフルネスで痛みと苦しみが消えていく ……………………………… 5
健康のためのマインドフルネス ……………………………………………… 9

第2章　抵抗している限り、いつまでも続く　12
痛みとは何か ………………………………………………………………… 13
一次的苦痛と二次的苦痛 …………………………………………………… 15
著者たちのマインドフルネス体験 …………………………………………… 25

第3章　マインドフルネスプログラムを始めるにあたって　32
瞑想する時間と場所 ………………………………………………………… 36
瞑想中の座り方 ……………………………………………………………… 38
いつからプログラムを始めるか ……………………………………………… 45

第4章　第1週：荒馬を静める　47
ボディスキャン ……………………………………………………………… 50
駆け回る思考 ………………………………………………………………… 59
瞑想中に起こるその他の問題 ……………………………………………… 62
習慣を手放す：少しの間、自然に接する …………………………………… 64

第5章　第2週：思考を自分と切り離す　66

- 感情の悪循環 67
- あるがままの自分を生きる 74
- 呼吸を意識の錨とする 77
- 私は生きている 82
- 呼吸を通じて「することモード」に気づく 85
- 習慣を手放す：しばらくの間、空を観察する 87

第6章　第3週：「反応」ではなく「対応」することを学ぶ　89

- マインドフルに動く 92
- 日常生活のマインドフルネス：「膨張―破裂」サイクルの克服 103
- 習慣を手放す：やかんのお湯が沸くのを観察する 111

第7章　第4週：苦しみやストレスが消えていくのを観察する　113

- 受け入れること 116
- ペーシングプログラム：日誌を分析する 126
- 習慣を手放す：重力と和解する 135

第8章　第5週：小さな喜びに気づく　137

- 自分の脳を組み替える 141
- 喜びは待っている 146
- ペーシングプログラム：ベースラインを固める 149
- 習慣を手放す：良かったことを10個書き出す 154

第9章 第6週：思いやりの やさしい重みを感じる 156

思いやりを持って人生に向き合う ……………………………………… 161
新たな視野 ……………………………………………………………… 166
ペーシングプログラム：定着と改善 …………………………………… 169
日常の中の一瞬一瞬を大切にする ……………………………………… 170
習慣を手放す：立ち止まって目や耳を働かせる ……………………… 171

第10章 第7週：つながりに気づく 174

孤立からつながりへ ……………………………………………………… 178
本来の自分を取り戻す …………………………………………………… 183
ペーシングプログラム：3分間呼吸空間法 …………………………… 187
習慣を手放す：手あたり次第に人にやさしくする …………………… 191

第11章 第8週：本来の自分を生きる 193

本当の幸福を見つける …………………………………………………… 204
自分に手紙を書く ………………………………………………………… 205

注　207
資料　213
関連書籍　217
付録　221
索引　226
監訳者あとがきにかえて：痛みへの関わり方を変えるために　231

[本書で取り上げている瞑想]

呼吸を感じる簡単な瞑想　8
コーヒー瞑想　45
ボディスキャン瞑想（トラック1）　55
日常の中で呼吸を意識する　63
呼吸瞑想（トラック2）　79
移り変わっていく心と身体を感じる　86
マインドフルな動きの瞑想（トラック3）　95
思いやりと受容の瞑想（トラック4）　117
喜び探しの瞑想（トラック5）　143
心を開く瞑想（トラック6）　163
つながりの瞑想（トラック7）　180
3分間呼吸空間法（トラック8）　189

[付属CD収録内容]

1. ボディスキャン瞑想
2. 呼吸瞑想
3. マインドフルな動きの瞑想
4. 思いやりと受容の瞑想
5. 喜び探しの瞑想
6. 心を開く瞑想
7. つながりの瞑想
8. 3分間呼吸空間法

からだの痛みを和らげるマインドフルネス

充実した生活を取り戻す8週間のプログラム

第1章
すべての瞬間は新たなチャンス

Every Moment is a New Chance

　静かな夜を過ごしていると、いつも痛みがひどくなる気がします。しんとした静けさには、何か苦痛を強める力があるようです。規定の限界の量まで鎮痛剤をのんでも、すぐまた猛烈な痛みがぶり返してきます。どうにかして、いや、何としてでもこの痛みを止めたいと思うのですが、何をやっても効果はないようです。動いても痛い。何もしなくても痛い。痛みを無視しようとしても、やっぱり痛い。その上、苦痛は痛みそのものにとどまりません。必死になって痛みから逃れる手段を探しているうちに、心の中でも苦しみが始まっていないでしょうか。胸を刺すような苦しい疑念が、繰り返し心に浮かんでいるかもしれません。「もしもこのまま治らなかったら、これ以上悪くなったら、どうなるんだろう？　手に負えない……どうにかしてよ、何でもいいからこの痛みを止めたい……」

　本書は、このようなときに痛みや病気、ストレスにうまく対処する方法をお伝えするものです。本書を読めば、苦痛をだんだんと減らしていく方法が分かり、心から充実した生活を取り戻せるでしょう。苦痛を完全に取り除くことはできないかもしれませんが、それに振り回される生活からは間違いなく抜け出せるのです。たとえ病気や痛みと付き合っていかざるを得なくても、心穏やかに、満ち足りた生活を送れることが分かるでしょう。

　確信を持ってそう言えるのは、本書の著者が2人とも以前に大けがをして、その苦痛を「マインドフルネス」という古くから伝わる瞑想法で和らげてきたからです。この本で紹介するプログラムの効果は、世界中の大学の学者や医師たちの研究で確かめられています。実際、マインドフルネスの効果は絶大で、最近では著者たちが運営するマンチェスターのブレスワークスセ

ンターや、世界中の提携トレーナーのコースに、病院や専門のペインクリニックが患者を紹介してくるほどです。私たちは日々、苦痛を抱えた人々が安らぎを見つけられるようサポートしています。

本書と付属のCDには、日々の生活の中で簡単に実践できて、痛みや苦しみ、ストレスを劇的に減らすことのできる[*1]、一連のプログラムが収められています。このプログラムは、マインドフルネス・ペインマネジメント（mindfulness-based pain management: MBPM）に基づいています。MBPMは、アメリカのマサチューセッツ大学メディカルセンターのジョン・カバットジン博士の革新的な研究を土台として生まれました。その研究の流れをくむMBPMプログラムは、本書の共著者であるヴィディヤマラ・バーチが、2度の深刻な事故の後遺症に対処するために開発したものです。もともとは身体的な痛みや苦しみを和らげるためにつくられたものですが、ストレス低減法としてもその有効性が認められています。実際、その中心となるマインドフルネス瞑想は、多くの臨床試験で、不安、ストレス、うつの軽減に、薬やカウンセリングと少なくとも同等の効果があると示されています[*2]。痛みに関しても、主要な処方鎮痛剤と同等の効果が示され、モルヒネ並みに強力だとする研究もあるほどです。脳イメージング研究の示すところでは、マインドフルネスによって痛みの元になる脳の活動パターンが抑制され、やがてその変化が定着して脳自体の構造も変化すると、それまでのような強い痛みを感じなくなります。そして痛みが起きても、以前ほどそれに振り回されなくなるのです[*3, 4]。感じるか感じないかという程度にまで痛みが治まってしまった、と多くの人が報告しています。

マインドフルネス瞑想は、現在では多くの病院のペインクリニックにおいて、がん（化学療法の副作用を含む）、心臓病、糖尿病、関節炎など、さまざまな病気で苦痛を抱えた患者に指示されています。さらに、背中や腰の痛み、片頭痛、線維筋痛症、セリアック病などの症状や、狼瘡、多発性硬化症といった各種の自己免疫疾患の患者にも活用されています。慢性疲労症候群、過敏性腸症候群などの長期的な症状にも有効で、陣痛を和らげる効果もあります。それに加えて、慢性の痛みや病気からくる不安、ストレス、うつ、いら立ち、不眠を大きく軽減することも臨床試験で確かめられています。研究者

たちは、マインドフルネスで緩和することのできる症状を、今も次々と発見し続けています。

マインドフルネス瞑想の効果

マインドフルネスによって痛みが軽減され、心身の健康が改善し、日々のストレスや重圧に対処しやすくなることは、専門家の査読を経た無数の科学論文が示しています。主要な研究成果をいくつかご紹介します。

- マインドフルネスは痛みと、痛みへの感情的反応を劇的に軽減しうる[*5,6]。最近の治験では、痛みの「不快」レベルが平均で57％下がり、熟達した瞑想者の場合には最高で93％軽減した[*7]。
- マインドフルネスによって、線維筋痛症[*8]や腰痛[*9]などの慢性痛を伴う症状、過敏性腸症候群[*10]などの慢性的機能障害、多発性硬化症[*11]やがん[*12]といった治療の難しい疾患に苦しむ人の気分や生活の質が改善する。
- マインドフルネスはワーキングメモリ、創造性、注意力持続時間、反応速度を改善させる。また、精神的・身体的スタミナとレジリエンス（回復力）を向上させる効果もある[*13]。
- 瞑想は感情知性（emotional intelligence）を改善させる[*14]。
- マインドフルネスは不安、ストレス、うつ、疲弊、いら立ちに対する有効な解毒剤である。つまり、習慣的に瞑想する人は、そうでない人よりも幸福で満たされており、精神的な問題に苦しむことがはるかに少ない[*15]。
- マインドフルネスはうつ病の治療に、少なくとも薬やカウンセリングと同等の効果がある。マインドフルネス認知療法（mindfulness-based cognitive therapy: MBCT）という系統的プログラムは現在、英国国立医療技術評価機構（National Institute for Health and Clinical Excellence: NICE）が推奨する適切な治療法の1つとなっている[*16]。
- マインドフルネスは、非合法の薬物や処方薬の乱用、アルコールの過

剰摂取といった依存的・自滅的行為を抑制する[*17]。
- 瞑想は脳機能を向上させる。自己認識、共感、自制、注意力に関係する領域の灰白質を増やす[*18]。また、脳のストレスホルモンを産生する部位の活動を抑えるとともに[*19]、気分を良くし、学習を促す領域を形成する[*20]。さらに、特定の領域が加齢とともに自然と痩せていくのを一部抑制する効果もある[*21]。
- 瞑想は免疫機能を向上させる。瞑想を習慣とする人は、そうでない人と比べて、がんや心臓病、さまざまな感染症で入院することが著しく少ない[*22]。
- マインドフルネスは染色体の健康とレジリエンスを促進することで、細胞レベルでの老化を抑制しうる[*23]。
- 瞑想とマインドフルネスは2型糖尿病患者の血糖の調節力を改善する[*24]。
- 瞑想は血圧を下げ、高血圧のリスクを減らすことで、心臓・循環器の健康を改善する。マインドフルネスは循環系の疾患の発生および、それによる死亡のリスクを下げ、疾患が発生した場合にも症状を軽減する[*25]。

マインドフルネスで痛みと苦しみが消えていく

　マインドフルネス・ペインマネジメントは、西洋では最近までほとんど知られていなかった、古くから伝わる瞑想法を取り入れています。標準的な瞑想では呼吸に意識を向けて、息が身体を出入りする感覚に注意を集中します（8〜9ページ、「呼吸を感じる簡単な瞑想」参照）。そうすることで、今この瞬間の心と身体に目を向け、不快な感覚が起こるのを観察し、それに抵抗しようとする気持ちを手放すことができるのです。マインドフルネスを実践すると、痛みが自然と強まったり弱まったりしているのが分かります。そして、痛みにとらわれずに、静かにそれを観察できるようになります。そうしていると、思いがけないことが起こります。痛みがひとりでに消えていくのです。しばらくすると、痛みについて、とても大切なことが分かってきます。痛みには、

2つの種類があるということです。それは一次的苦痛と、二次的苦痛です。2つはまったく異なる原因で起こるものであり、それを理解することで、苦痛がはるかにコントロールしやすいものになります。

　一次的苦痛は一般に、身体や神経系の病気、けが、損傷などによって起こります。これは身体から脳に送られる、生の情報と考えてもよいでしょう。二次的苦痛はそのすぐ後に続きますが、多くの場合、一次的苦痛よりもはるかに強力で、気持ちをかき乱すものです。これは一次的苦痛に対する脳の反応と見なすことができます。

痛みのボリューム調節

　どのような痛みが私たちの意識に上り、それがどのくらい不快であるかを決定づけるのは心です[*26]。心には、痛みの強さと、それが持続する長さを決める「ボリューム」調節機能が備わっているのです。心は単に痛みを感じるだけでなく、痛みが伝える情報の処理もしているからです。さまざまな感覚をくまなく分析し、その隠れた原因を探し出すことで、身体にさらなる痛みや危害が及ぶのを避けようとします。いうなれば、痛みにズームインして詳しく調べ、解消法を見つけようとするのです。この「ズームイン」によって痛みが強まります。心は痛みを分析するのと同時に、記憶に分け入って、過去に同じように苦しんだ経験を探します。苦痛を解消する手がかりとなる、痛みの発生パターンを見つけるためです。問題は、何か月も何年も痛みや病気に苦しみ続けていると、そうした記憶が果てしなく編み上げられ、苦痛があったことはいくらでも思い出せても、解消の糸口がほとんど見つからない状態になってしまうことです。知らぬ間に、不安をかき立てる記憶が心に押し寄せているかもしれません。ともすれば、抱えている苦痛のことが頭から離れなくなります。明けても暮れても病気と痛みに悩まされている気がして、これまでもこの先も、それを解消する方法が見つかることなどあり得ないと感じてしまうのです。ついには身体の痛みだけでなく、未来の不安やストレス、心配事で頭がいっぱいになってしまうでしょう。「この痛みを止められなかったら、どうなるんだろう？　この先、一生こんなふうに苦しまなきゃいけないの？　この先もずっと悪くなる一方なの？」

こうした一連の出来事は、気づく間もなく、瞬時に心の中で展開します。不安な思いが次々と積み重なり、それがさらに痛みを強める悪循環に陥るのはあっという間です。さらに悪いことに、このようなストレスや不安が再び身体に作用して、より一層の緊張とストレスを引き起こすことがあります。そうなると、病気やけがの状態が悪化して、ますます痛みが強まります。さらには、免疫系が弱まり、回復さえも妨げられます。こうしていとも簡単に、苦しみがどこまでも膨らんでいく負の連鎖にはまり込んでしまうのです。

　その上、このような負の連鎖によって、心に苦痛を敏感に感じる癖がつくことがあります。脳が最悪の苦痛を避けようとして、逆に痛みを早く、強く感じるように変化していくのです。やがて、実際に脳は痛みを感じるのが上手になります。慢性痛に苦しむ人の脳では、意識に上る痛みを感じる専用領域が拡大することが、脳イメージング研究で確かめられています[*27]。それはまるで、脳が痛みのボリュームを最大にした後、その下げ方が分からなくなってしまったかのようです。

　ここでしっかりと認識しておく必要があるのは、二次的苦痛が本物の苦痛だということです。私たちは間違いなく、実際にそれを感じます。二次的苦痛と呼ばれるのは、単にこれが一次的苦痛に対する心の反応だからであり、意識に上る前に、心によって大きく加工されているからです。ただし、このように心に加工されていることこそが、苦痛の解消への糸口となります。それは、自分の心次第で痛みをコントロールできるようになるということだからです。こう考えると、二次的苦痛はまさに苦しみと呼ぶべきものです。

　実のところ、痛みがあっても苦しみを感じないでいることはできるのです。

　そのことが深く腑に落ちると、苦しみから一歩身を引けるようになり、痛みの扱い方がまったく違ってきます。つまり、マインドフルネスによって痛みのボリューム調節機能を取り戻すことができるのです。

　マインドフルネスが心と身体の健康全般に良いことは、幅広い科学的研究で実証されています。それでも瞑想に対しては、まだ少し疑いの気持ちがあるのではないでしょうか[*28]。瞑想と聞くとすぐに、いろいろな固定観念が頭に浮かびます。仏教の修行僧、ヨガ教室、レンズ豆、玄米……。では先に

第1章 ❖ すべての瞬間は新たなチャンス　　7

進む前に、少し先入観を取り除いておきましょう。

- 瞑想は宗教ではありません。瞑想はメンタルトレーニングの技法の1つで、痛みや病気、不安、ストレス、うつ、いら立ち、疲弊への有効な対処法であることが、数多くの科学実験で実証されています。
- 瞑想をすることで、いつの間にか消極的になったり、運命に身を任せるような生き方になったりすることはありません。反対に、精神的・身体的レジリエンスが高まります。
- 瞑想は、人生に対して見せかけの「前向きな」態度をとるように仕向けるものではありません。人生を楽しんだり、目標を達成したりしやすくなるような、心の明晰さを生み出すものです。
- 瞑想はそれほど時間をとるものではありません。本書のプログラムは1日20分ほどで実践できます。実際、多くの人は瞑想によって慢性の痛みや病気、ストレスのために奪われる時間が激減するため、むしろ自由な時間を増やしています。
- 瞑想は、多少の努力と根気が必要ではあるにせよ、特に難しくも複雑でもありません。そして、ほとんどあらゆることを対象に実践できます（第3章、「コーヒー瞑想」参照）。事実上、どんな場所でも——バスや電車、飛行機の中でも、とても慌ただしいオフィスにいても——瞑想は可能です。

呼吸を感じる簡単な瞑想

瞑想は簡単にできて、特別な道具も必要としません。以下に示すのは瞑想の基本的なやり方で、ほんの数分で行えるものです。実践すれば、心から安らいだ気持ちになれるでしょう。

1. 可能であれば、背もたれの真っすぐな椅子に、背筋を伸ばして、リラックスして座ります。足の裏は床にぴったりとつけます。座ることができない場合は、床に敷いたマットや毛布、またはベッドの上

に横たわります。腕と手からはできるだけ力を抜きます。
2. 静かに目を閉じて、意識を呼吸に向け、息が身体を出入りするのを感じ取ります。空気が口や鼻から入り、喉を通って肺に入っていくのを感じます。息をするとき、胸やお腹が膨らんだり、縮んだりするのを感じます。感覚が最も強いところに意識を向けます。1回1回の吸う息と吐く息に注意を向け続けます。特に呼吸の仕方を変えようとしたり、何か特別なことが起こるのを期待したりせずに、ただ観察し続けます。
3. 心がさまよい出したら、そっと呼吸に注意を向け直します。自分を責めないようにしましょう。心はさまようものです。心がさまよったことに気づき、再び呼吸に集中するよう促すことこそが、マインドフルネスの実践の本質です。
4. やがて心が落ち着いてくるかもしれません、あるいはそうならないかもしれません。心が落ち着いたとしても、その感覚もすぐに消えてしまうかもしれません。あるいは考え事や不安、怒り、ストレス、愛情などの強い感情で心がいっぱいになるかもしれません。そしてそうした思いや感情もまた、すぐに消えていくかもしれません。何が起きても、それに反応したり、何かを変えようとしたりせずに、できる限りただ観察し続けます。何度も何度も、呼吸を感じることに意識をそっと向け直します。
5. 数分か、そうしたければもう少し長く続けた後、静かに目を開けて、意識を周囲に戻します。

健康のためのマインドフルネス

　本書の実践には「瞑想」と「習慣を手放す」の2種類があり、それぞれ1週間ごとに新しい課題に取り組みます。中心となるマインドフルネス瞑想のプログラムは8週間かけて行うもので、各週の実践に、それぞれ1つの章が設

けられています。毎週6日間、その週に設定された2つの瞑想を実践します。2つの瞑想は、それぞれわずか10分で実践できます。

　また、もう1つの実践内容として、無意識の思考や行動の習慣を断ち切ることに取り組みます。こうした習慣は、驚くほど大きな苦しみを私たちに植えつけていることがあります。私たちが考えたり感じたりすることの大部分は、日々のこの世界との関わり方によって決まっているからです。だから、深く染みついているいくつかの習慣を断つだけで、苦しみを解消しやすくなるのです。習慣を断ち切る――私たちは「習慣を手放す」という言い方を好みますが――というのは単純なことです。例えば公園のベンチに座って雲を観察する、あるいは紅茶やコーヒーを入れる際、やかんのお湯が完全に沸くまで、急いで火を消さずに待つというようなことです。

　本書のプログラムは、推奨の8週間で行うのが最も効果的ですが、もっと長い期間をかけても問題ありません。たくさんの人がマインドフルネスの実践によって得るものの多さに気づき、プログラムを終えた後も、生涯実践し続けています。こうした人たちにとってマインドフルネスとは、自分の本当の可能性を発見し続ける旅なのです。

　マインドフルネスの実践は長く、実り多き旅になることでしょう。よい旅になることを祈っています。

　次章では、マインドフルネスを科学的に解き明かし、その実践によって痛みや苦しみ、ストレスが消えて、健康を取り戻せる仕組みを説明します。読んでいただくと、プログラム全体に効果的に取り組むことができるでしょう。すぐにプログラムを始めたい場合はそうしても構いませんが、その場合も、第2章は機会があれば読んでおくことをお勧めします。それによって、間違いなく本書全体の実践の質が向上するからです。

　付属のCDには、プログラムの実践に必要な瞑想の音源が収録されています。効果的に取り組むためには、まず第4章以降の各章に記載されている瞑想の説明に目を通して、実践の内容を把握することをお勧めします。その上で、該当するトラックの音源を聞きながら、実際に瞑想に取り組むとよいでしょう。なお、英語版の音源は以下のウェブサイトより、MP3形式でダウ

ンロードすることができます。ダウンロードには最新のブラウザーが必要になりますので、ご注意ください。
▶ http://franticworld.com/health
▶ http://www.breathworks-mindfulness.org.uk/health

訳注：本文中で言及されている動画や別の種類の瞑想、テンプレートなどは、以下のページで参照できる。
▶ http://www.breathworks-mindfulness.org.uk/mindfulness-for-health-extra-materials
▶ http://franticworld.com/mindfulness-for-health-extra-materials-and-information/
なお、本書で紹介されているウェブサイトはいずれも英語であり、リンク切れのURLは適宜修正した。

第2章
抵抗している限り、いつまでも続く

What You Resist Persists

　クレアはパソコンの画面を見つめていて、少し首をかしげたとき、首筋から左腕に走る鋭い痛みに思わず顔をしかめました。指の感覚がなくなったかと思うと、ずきずきと痛み始めました。普段の若々しい美貌が影を潜め、クレアは急に20歳も老け込んでしまったかのようでした。筋肉を緩めるために、腕を伸ばし、そろそろと首をさすります。肩と首がひきつり、上半身全体がいびつな形に硬直していました。水の入ったグラスに手を伸ばすと、新たに2錠の鎮痛剤をのみ下しました。
　「なんでいつまでたっても痛いままなのよ？　この薬、なんで全然効かなくなっちゃったの？　ああもう、使えない。ほんとにうんざり」
　この3年前、クレアは車の衝突事故で肋骨を2本と手首を骨折した上に、むち打ち症になりました。肋骨と手首は3か月で完治したものの、むち打ち症の後遺症はなかなか消えてくれませんでした。担当の医師たちはクレアの痛みが治まらないことに頭を悩ませていました。何度か受けた画像診断の結果では、首はすでに完治していたにもかかわらず、痛みはいつまでも居座りました。特にひどくなるのは、一か所に長くじっとしていたときでした。20分も経つと、鋭く激しい痛みが首筋を駆け巡ります。その後で身体を動かすと、全身がこわばっていて、ずきずきと痛みました。
　クレアは逃げ場のない絶望感にのみ込まれていきました。担当医から何度か理学療法を指示されましたが、満足に効果が続くことはなく、鎮痛剤と抗炎症剤をのみ続けなければなりませんでした。薬はいくらか効果があったものの、のんだ後はたいてい、疲れ切ってうんざりした気分になります。薬が効くのは、ずきずきと執拗に続く「うずき」に対してだけで、たびたび起き

る鋭い発作的な痛みには無力でした。やがて担当医はクレアの気分が上向くように、抗うつ剤を勧めるようになりました。するとクレアはいつも同じように声を荒げました。「うつなんかじゃない。怒ってるんですよ。だって車で突っ込んできたあの男に人生を奪われたんですよ。前は朝までだって踊っていられた。それが今じゃ歩くのがやっと！」

　クレアに起きたことは、むち打ち症などの外傷だけでなく、さまざまな病気でも生じる問題です。腰痛、片頭痛、慢性疲労症候群、線維筋痛症などの症状はどれも、検査や画像診断で見つかるような明らかな原因がなくても、あるいは原因となった損傷が治った後も、長く痛みが続くことがあります。また、関節炎、心臓病、がんなどの疾患で、原因のはっきりした痛みについても、それがどのような原理で起きたり消えたりしているかは分からないことが多いのです。こうした場合、担当医は、痛みを静めるために、長期的な鎮痛剤の処方を迫られますが、これには記憶の喪失、嗜眠、さらには依存症といった副作用が伴うことがあります。

　クレアをはじめ、数多くの人々が苦しみの世界に生きています。そこでは、極めて単純な作業をするだけでも痛みが強まることがあります。多くの場合、この痛みは不安、ストレス、抑うつ、疲弊につながり、それらがさらに苦痛を強める負の連鎖を引き起こします。このような悪循環を引き起こすのは、近年発見された、痛みの知覚の裏で働いている心理作用です。重要なのは、この発見が痛みと病気のマネジメントに、これまでとはまったく異なるアプローチをもたらし、苦痛のあり方を根本的に変える可能性が生まれたことです。この心理作用を理解することは、マインドフルネスプログラム全体の効果の向上につながるため、大きな意味を持っています。

痛みとは何か

　一般的に、痛みは身体の損傷によって起こると思われています。この考え方は17世紀にフランスの哲学者デカルトが「教会の鐘」理論として規定しました。教会の尖塔のロープを引くと鐘が鳴るのと同じように、デカルトは、身体の損傷を直接の契機として脳が痛みを感じると考えていました。その

後、数世紀にわたって、医師たちは痛みについて同じような見方をとってきました。痛みの強さは、身体の損傷の大きさに比例すると考えたのです。つまり、複数の人が同じけがを負ったとしたら、みな同じだけの痛みを感じるということです。痛みにはっきりした身体的な原因が見つからない場合、それは仮病か、まったくのうそだと思われたのです。

　1960年代以降、ロナルド・メルザックとパトリック・ウォールによる「ゲートコントロール理論」という新しいモデルが学会で認められるようになっていきます[*1]。この理論によると、脳と神経系には「ゲート」（門）があり、それが開いているときに人は痛みを感じます。いうなれば、身体は脳に対して常に弱い「雑音」のような痛みの信号を送り続けているものの、それが意識に届くのは、ゲートが開いているときだけなのです。このゲートは閉じることもあり、そのときは痛みが弱まったり、消えていったりします。

　痛みのゲートの開閉は極めて複雑なプロセスで、その詳細については今も研究が続いています。それでも、身体の損傷を伝える信号が脳に送られ、そのまま感じられるという古典的な理論の想定よりも、痛みがはるかに捉え難く、複雑なものであることは明らかです。痛みは感覚です。言い換えれば、自覚的に感じられる前に脳が解釈したものなのです。この解釈には、身体だけではなく、心からの情報も混ざっています。つまり、心に浮かぶ思考と感情が、自覚的なものも無自覚なものも含め、苦痛の強さに非常に強い影響を与えているということです。古代ギリシャの哲学者が、痛みは感情だと考えていたのもうなずける話です。

痛みのさまざまな表情

　急性痛は短期間に起こるもので、一般に身体の損傷への直接的反応として生じます。これは身体に組み込まれた警告システムの一部であり、身体が危険にさらされていること、損傷を受けた部分を保護する必要があることを伝えるものです。多くの場合、痛みとともに、あざや腫れなどの炎症が起こります。これらの損傷は6週間以内には治ることが多く、普通はその間に急性痛も治まっていきます。損傷した組織は6か月以内

にほぼすべて完治します。また、急性痛は目に見える損傷がなくても、過食の後の腹痛や、二日酔いによる頭痛といったかたちで起こることがあります。

慢性痛（慢性疼痛）は3か月以上続く痛みです[*2]。身体の損傷によって生じた慢性痛が、時には損傷した組織の回復後も治らないことがありますが、たいていの場合、その理由は明らかになりません。慢性痛は、関節炎やがんなど、長期にわたる身体の損傷を原因とすることもある一方で、明白な、あるいは具体的な原因がなくても起こります。継続的な身体的損傷がないにもかかわらず痛みだけが続く場合、それ自体が医療的な問題となり、一般に「慢性疼痛症候群」と呼ばれます。

神経障害性疼痛は神経系に起こるもので、多くの場合、通常の検査では明白な原因が見つかりません。これは例えば、神経や脊髄、脳への損傷によって起こります。しかし損傷がなくても、あるいは病気やけがで損傷した箇所がすでに完治したと思われる場合にも痛みを感じることがあります。原因として考えられるのは、神経系を流れる「ノイズ」が不必要に大きくなっていることです。これは痛みを感じたときに、神経系が痛みの信号処理能力を強化するために起こると考えられています──コンピューターが重要なタスクに、通常よりも多くのメモリーや回路を割り当てるように。このとき神経系は、ボリュームを最高にしたまま下げられなくなったアンプのような状態になります。また、神経障害性疼痛は焼けるような、あるいは感電のような異常な感覚として生じることもあり、切断された手足に「起こる」ことさえあります。ある種の耳鳴（耳の中で鳴っているように感じる音や「ホワイトノイズ」）も神経障害性疼痛と考えることができます。

一次的苦痛と二次的苦痛

苦痛は2つのレベルで起こります。1つ目は、身体に実際に生じる不快な感覚で「一次的苦痛」と呼ばれます。これはけがや、患っている病気、神経

系自体に生じる変調などが原因で脳に送られる「生の情報」と見なすことができます(神経系の変調は、慢性疼痛症候群や幻肢症候群といった症状の、少なくとも部分的な原因になっていると考えられています)。それにかぶさる「二次的苦痛」は、一次的苦痛を取り巻くさまざまな思考、感覚、感情、記憶からなるものです。そこには不安、ストレス、心配、落ち込み、絶望感、疲弊などが含まれます。私たちが実際に感じる痛みと苦しみは、この一次的苦痛と二次的苦痛が入り混じったものなのです。

これを理解することは、苦しみから抜け出す道につながるため、とても大きな意味を持っています。2種類の苦痛を見分けられるようになれば、痛みや苦しみを劇的に減らし、消していくことさえできるのです。二次的苦痛は、思いやりのある心で観察していれば消えていくものだからです。マインドフルネスを学ぶことで、抱えている痛みのさまざまな要素を見分けられるようになります。そして、このような視点を持つと、驚くべきことが起こり始めます。苦痛がだんだんと小さくなって、夏の朝霧のように消えていくのです。

ただし、心によってつくられていても、痛みが本物であることには変わりません。それは確かに感じられる本物の痛みです。間違いなくそこにあって、私たちをのみ込もうとします。それでも、痛みの裏側にあるメカニズムを理解してしまえば、その影響を和らげることができ、それに振り回されることもなくなっていくのです。

社会に蔓延する苦痛

慢性痛は社会に広まり続け、途方もない損害を与えています。現在、先進国では平均でおよそ5人に1人が慢性痛に苦しんでおり、イギリスで最近行われた調査によると、男性の31％、女性の37％が慢性痛を抱えています[*3]。これはイギリス国内の約2000万人にあたり、そのうち780万人が6か月以上続く中等度から重度の痛みに苦しんでいるということです。アメリカの調査でも同じような結果が出ており、約1億1600万人が慢性痛に苦しみ、そのために発生するコストは年間6350億ドルと試算されています。これは、がん、心臓病、糖尿病の年間コス

トを上回るものです*4。この問題は、高齢化に伴って身体を弱らせる人が増えるにつれ、さらにひどくなっていくと予想されます。現時点で、75歳以上の人の半数が毎日痛みに苦しんでいます*5。肥満の増加や非活動的なライフスタイルの浸透によって、日常生活の中で健康を害する人が増えれば、状況はさらに悪化していくでしょう。

慢性痛の最大の原因は、背中や腰の問題、関節炎、けが、頭痛です。それに続くのが、がん（およびそれに伴う化学療法）、心臓病、線維筋痛症、セリアック病、狼瘡、慢性疲労症候群、過敏性腸症候群といった症状です。

これにとどまらず、慢性痛は医療的ケアを要するレベルの精神不安、ストレス、抑うつ、いら立ち、怒り、疲弊を引き起こすこともあります。例えば、英国疼痛学会（British Pain Society: BPS）の委託で行われた調査によると、慢性痛を患った人の半数は、その後、気分の落ち込み（抑うつ）を経験すると報告されています*6。メンタルヘルスの問題が社会に蔓延していることを考えれば、今後数十年のうちに、穏やかな満足感や幸福感よりも、慢性痛、不安、ストレス、抑うつなどのほうが人間にとって普通の状態になってしまったとしても不思議ではありません。

先ほどのクレアが、自分の内側をもう少しつぶさに観察していたなら、自分を苦しめているのは、一言で「痛み」や「うずき」といって片づけられるようなものではないことに気づいていたでしょう。どちらも、さまざまな感覚が入り交じり、強まったり弱まったり、絶えず変化しています。クレアの一番はっきりした痛みは、首の筋肉や腱の不快な「詰まり」によって、脊柱のラインがわずかに歪んだ結果として生まれていました。他にも、電流のような強い痛みが突然襲ってきて、筋肉を伝い、腕の中へと鋭く駆け抜けることがありました。それから、左の腕と手の一部に、麻痺したような「無感覚」と、ちくちく痺れるような感覚が交互にやってきます。これらは明確に感じられる痛み、一次的苦痛でした。

一方で、クレアが感じていたのはこれだけではありません。いつ起こるともしれない激しい感情や悩ましい思いが、何度も心を駆け巡りました。気づ

けば、いつもストレスと不安に悩まされ、疲れ切っていました。苦々しい思いが絶えず胸を突きます。「なんでさっさと良くならないの？　あの医者、絶対何か見落としてる。きっとわたし、このまま障害者になるんだ、それとも死ぬのかも。もしかしてあの医者、わたしにそれを言えずにいるのかしら？」。こうした思いが、絶えずクレアの心の奥に浮かんでいました。このような心の動きは普通、しつこい痛みの感覚よりは見えにくいものですが、根本的にはそれよりもはるかに大きな意味を持っていました。痛みの生の感覚を心がどのように解釈し、感じるかを決める鍵を握っていたからです。つまり、痛みの強さ、あるいは「ボリューム」をコントロールしていたのです。これが二次的苦痛で、クレアをひどく苛んでいました。

　クレアの二次的苦痛は事故の後、病院で過ごした5日間に始まっていました。それは人生最悪の体験でした。最初の24時間はひどい痛みに苦しみ、モルヒネの点滴につながれていました。身体の痛みは、どうにか耐えられないこともありませんでした。しかし、それよりもはるかに苦しかったのは、自分の身体や未来を思う不安、恐れ――その荒れ狂う感情です。首のけががどうなるのか、クレアにも担当医にも分かりませんでした。部分的に麻痺が残るのか。この先、一生苦しみ続けるのか。それから、怒りと悔しさの入り交じった気持ち。クレアに車で突っ込んできた男は、事故のことを気にかけてもいないようでした。男は傷一つ負っていませんでした。飲酒運転でしたが、かろうじて法的な制限には触れない範囲内でした。その上、男は保険にも入っていませんでした。事故のことを考えるたびに、クレアは怒りに震えました。こうした思い、そして激しい感情が何度もクレアの心をのみ込みます。このような心の痛みは、身体に負ったけがと同じように実際に感じる、痛切なものでした。

　夜は病院のベッドで、1人さめざめと泣きました。未来への恐れと不安に苛まれ「もしもあのとき」という思いで頭がいっぱいになります。もしも、ほんの1、2分遅く家を出ていたら、こんなことは何一つ起こらなかった。出かける前から、何かおかしい気がしていたのに。なんであのとき、あとほんの少しだけ待てなかったんだろう。

　事故、そして理学療法をして過ごしたその後の数か月を経て、新たな感情

が生まれていました。うつです。クレアは自分がうつだとは認めようとしませんでしたが、そんな気持ちをよそに、憂うつな気分が居座り、静かに心をむしばんでいきました。それは心を一気にのみ込んでしまうようなものではなかったものの、クレアの活力と生きる意欲を残らず奪っていきました。不安、恐れ、怒り、心配、うつといった強い感情は、心がどのように痛みを認識するかを左右することがあります。その他にも、痛みの認識に思いもよらないほど強く影響する感情があります。疲労困憊していたり、不安定で絶望的な気分になっていたり、ストレスで気が休まらないようなときには、苦痛が強まり、負の連鎖に陥りやすくなります。不安やストレス、疲労、悲しみを感じたときに、苦痛が強まった経験はないでしょうか。こうした感情は痛みの回路において、拡声器のように働きます。苦痛の水門を開いてしまうのです。

このような感情の影響は脳スキャンで観察することができます。一例を挙げれば、オックスフォード大学の臨床神経学科の研究[*7]は、軽い不安であっても、痛みの感じ方に大きな影響を与えうることを示しています。この実験では、被験者に軽度の不安を感じさせた上で、左手の甲に熱を加えました。不安が生じると、被験者の脳に感情の波が広がっていくのが見て取れます。これによって、集合的に「痛み神経回路」を形成しているいくつかの脳領域に、痛みを感じる準備ができます。まるで危険に備えるために、被験者の脳が痛みのボリュームを上げて、その最初の「音」を「聞く」準備をしているかのようです。このように不安を与えられた被験者は、実際に手に熱を加えられると、「不安のない」被験者よりもはるかに強い苦痛を感じます。こうした痛みの感じ方の差は、脳スキャンでも確認できます。この実験の研究者が言うように、不安は「最悪の事態に対応可能な行動上の反応」を促します。つまり、不安をはじめとする強い「ネガティブ」な感情は、身体が痛みを早く、強烈に感じてしまう状態をつくり出すのです。

逆のことも言えます。不安、ストレス、うつ、疲労などを和らげれば、意識に上る痛みを弱め、完全に取り除くことすらできる可能性があります。マインドフルネスが苦痛を静めるのは、主にこの働きによるものです。マインドフルネスによって、心が感じ取る痛み——特に二次的苦痛——は穏やかで

満ち足りた感覚にとって代わり、消えていくのです。

　アメリカのウェイクフォレスト大学医学部のフェイデル・ゼイダンの研究チームは、脳スキャンでさまざまな部位の活動を記録することで、この働きを研究しました[*8]。この研究は、脳に構造的に備わった、一風変わった特性を利用して行われました。身体の各部分は、脳の一次体性感覚野と呼ばれる部位の中に、対応する領域を持っています。例えば左の足裏を羽毛でなでれば、一次体性感覚野のある領域が反応し、腰に痛みを感じると別の領域が活動する、という具合です。脳神経外科医ワイルダー・ペンフィールドは、この脳領域の活動を記録し、脳と身体の対応する部位を重ねた「地図」を作成しました（下図参照）。これは「ペンフィールドのホムンクルス（小人）」と呼ばれています。

　ゼイダンらは、マインドフルネスが痛みの認識に影響を与えるなら、一次体性感覚野の対応する領域の活動レベルに、それがはっきりと現れるはずだと考えました。それを確かめるため、痛みの認識に関する、以下のような実験を行いました。実験ではまず、最新の機能的磁気共鳴画像法（fMRI）で被験者の脳をスキャンしながら、専用の器具で右ふくらはぎに熱を加えます。

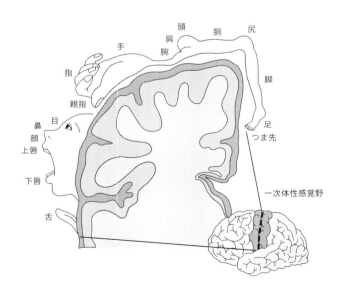

そして被験者に、痛みの強さと不快感を評価させます。痛みを音楽にたとえるなら、「強さ」はボリュームを、「不快感」はどの程度の感情が呼び起こされるかを表しています。予想通り、被験者の脚に熱が加えられ、痛みが広がると、一次体性感覚野の「右ふくらはぎ」にあたる領域が活性化しました。

　その後、被験者にマインドフルネス瞑想を教えた上で同じ実験を繰り返すと、1度目とはまったく異なる結果になりました。一次体性感覚野の「右ふくらはぎ」領域の活動が検知できないほどに低下した上、瞑想によって感情と認知制御の処理に関わる脳領域の活動が増えていました。ここは実際に痛みを解釈し「つくる」領域です。自覚に上る前に、痛みの感覚に調整を加え「意味」を与えるのです。さらに、瞑想の上級者（マインドフルネスの標準的基準で評価の高かった瞑想者）の場合、より一層この脳領域が活発になり、痛みが緩和される傾向が見られました。つまり、他の被験者以上に、この脳領域の力で痛みに関する情報を調整し、いわば、痛みの「ボリューム」を下げることができたのです。

　研究チームの1人、ロバート・コグヒル博士は次のように説明しています。

　「これらの領域はすべて、身体が送ってくる神経信号から、脳がどのように痛みの経験をつくるかを決定づける部分です。この働きが示すように、瞑想でこれらの領域が活発になるほど、痛みは緩和されます。瞑想でこれほど効果的に痛みを止められる理由の1つは、それが脳の一部分だけで働くのではなく、脳の情報処理の複数のレベルで痛みを和らげることにあります」

　被験者の意識に上る痛みはどうなったでしょうか。平均で、痛みの強さは40％、「不快感」は57％軽減しました。おそらく最も目を引くのは、ここまで痛みを和らげるのに要した瞑想の練習量でしょう。実に20分間のトレーニングを、わずか4回でした。

　これだけでも驚くべきことですが、実はさらに興味深いデータがあります。習熟度の高い瞑想者が感じる苦痛は、平均よりも著しく小さかったのです。痛みの強さは70％、不快感は93％軽減しました。感じるか感じないかという程度の、ほとんど気にならないような感覚になってしまったのです。概して、マインドフルネスはモルヒネなどの鎮痛剤を標準的な分量投与するよりも痛みの軽減に有効だった、とゼイダンは言っています。

痛みのくびきを脱する

　二次的苦痛は痛みへの抵抗と考えることもできます。もちろん、痛みに全力で立ち向かい、抵抗しようとするのはごく自然なことです。痛みは取り除きたい、抑え込みたい、楽になるためならどんなことでもしたい、と思うのが当たり前です。しかし、それこそがまさに避けるべき対処法でもあるとしたらどう思いますか。実は、痛みを取り除こうとすることで、逆に大きく悪化させてしまっているとしたらどう感じるでしょうか。このことは、ゼイダンの研究をはじめとする、いくつもの研究結果が物語っています。そしてこれは痛みに限らず、他のさまざまな病気の症状にも当てはまることです。ストレス、疲弊、うつといった問題はどれも、抵抗することで一層ひどく悪化してしまうものなのです。

　一方、抵抗することで痛みが悪化するとしたら、逆もまたしかりです。痛みは実のところ、受け入れれば小さくなり、完全に消えてしまうことさえあります。にわかに信じ難いかもしれませんが、以下のように考えることができます。

　「抵抗している限り、いつまでも続く」。神経科学者は、このように言うことがあります。つまり、心や身体からのメッセージに抵抗すれば、それは受け入れられるまでいつまでも送られてくる（そして感じ続けなければならない）のです。痛みのメッセージだけではなく、思考、感覚、感情、記憶、判断についても同じことが言えます。そのメッセージは、マインドフルに受け入れれば（感じ取れば）、役目を終えてひとりでに消えていくものなのです。

　マインドフルネス瞑想を実践すると、痛みの生の情報に手探りで分け入っていく心の余裕、安心感が生まれ、痛みのメッセージを受け入れられるようになります。すると、痛みは強まったり弱まったり、驚くほど変化しているのが分かるでしょう。何ともない状態が長く続いたかと思うと、不意にちょっとした痛みや、強い痛みを感じることがあります。また、一口に痛みと言っても、いろいろな感覚があることでしょう。熱い感覚、冷たい感覚、「詰まる」ような感覚、ズキズキする痛み、あるいは鋭い痛みや突き刺すような痛み。そのすべてがただ不快なだけということはありません。いろいろな感覚が寄せては返す波のように強まり、弱まり、その性質も強さも変化し

続けています。一瞬一瞬つぶさに観察していれば、その1つ1つの感覚が、空に浮かんだ黒い雲のようなものであることが分かってきます。感覚が生まれ、流れていき、再び消えていくのを、ただ見ていればよいのです。心は空に、個々の思考、感覚、感情、知覚はさまざまな形や性質の雲にたとえられます。いうなれば、マインドフルネスは天候に悩まされることなく、外から観察することを教えてくれるのです。そして何が起きても空、つまり心が損なわれることはありません。

 ただし、マインドフルに物事を受け入れることは、運命に服従することとは違います。受け入れられないことを無理に受け入れるのではありません。現状を、今この瞬間だけでも、あるがままに認めることなのです。あるがままに認め、手放し、抵抗せずにいれば、その間は状況と争うのをやめることができます。争うのをやめれば、心に本来の穏やかさが戻ります。すると、二次的苦痛はだんだんと消えていき、たいていは一次的苦痛も同じように消えていきます。

 このことは詳細に説明することもできます。それを証明する実験結果を無数に挙げることもできます。そうしようと思えば、自分の脳があらゆる思考や感覚や感情から痛みを「つくる」様子をスキャン画像で確認することもできます。それでも、マインドフルネスによって痛みがなくなるという確信を得るには、自分でやってみて、その力を実感するしかありません。

 だからこそ、マインドフルネスを実践と呼ぶのです。痛みを受け入れるのは難しいかもしれません。それでも、ずっと苦痛を抱えて生きることを選ぶよりはよいのではないでしょうか。

 ブレスワークスのコースでは、数えきれないほどの参加者がこのことを実際に体験し、理解してきました。クレアもその1人です。クレアは首が痛み出すときに自分を苦しめていたのが、痛みだけではないことに気づきました。恐れ、怒り、ストレス、悲しみ、絶望感、自暴自棄、疲弊。首の不快感だけではなく、それに続くいくつもの苦しみに襲われていたのです。まるで1本の矢に打たれ、それに対応しようとしていて2本目の矢に打たれてしまったかのように。クレアは2本の矢の痛みに耐えなければならなくなっていました。2本目の矢の痛みは、1本目の矢への抵抗が引き起こしていたの

です。抵抗すること自体は、ごく当たり前の反応です。実のところ、慢性痛ではなく急性痛に対してなら、それが最良の対応であることもあります。危険を脱する強力な原動力になるからです。ただし慢性痛や病気の場合、抵抗は苦痛を悪化させるだけであり、これこそ避けるべき対応なのです。そして抵抗していれば、当然ながら、私たちを苦しめる矢の数は2本にとどまらず、どこまでも増えていくかもしれません。

一次的苦痛を受け入れれば
二次的苦痛は自ずと治まるところを見つけ
次第に消えていく。

　クレアは数日から数週間なら、どうにか痛みに抵抗することができました。酒やタバコや食べ物で気を紛らわしたり、強い薬で痛みをねじ伏せたり。それでも治らないときには痛みを無視しました――少なくともしばらくは、無視していられました。ただ、そうしているうちに損なわれていくものがありました。それは痛み以外の生活です。痛みを無視したり、締め出そうとしたりしているうちに、人生で出会う素晴らしく、かけがえのないものも残らず自分から遠ざけてしまっていたのです。クレアの目に映る世界は、みるみる色あせていきました。食べ物はなんの味も舌触りもありません。泣くことも笑うこともなくなりました。恋愛生活など、もはや何の意味もありませんでした。こうして行き着いたのは、痛みに抗う力が尽きれば、ただ崩れ落ちるほかない状態でした。抵抗をやめたとき、痛みが戻ってきただけでなく、今までなら生きる喜びになっていたものが何もかも意味を失っていて、頼るものもなく、ただ絶望するしかありませんでした。医師が抗うつ剤を勧めたのも無理のないことでした。

　3年間痛みと争った後、クレアはマインドフルネスに賭けてみることにしました。それで痛みが消えるとは思えませんでしたが、藁をもすがる思いだったのです。マインドフルに痛みを見つめてみると、思いがけない展開が待っていました。痛みが和らぎ出しただけでなく、生活の中で色あせていた物事が、再び輝きを取り戻し始めたのです。そして豊かな感情があふれ出て

きました。幸福感、愛情、思いやり、共感、そして悲しみ。人生には喜びと悲しみが入り交じっていることがはっきりと分かりました。ただ素晴らしいだけの人生も、苦しいだけの人生もないと知り、その2つが複雑に混ざり合った生活を曇りない心で受け入れると、次第に気分が落ち着き、心が開いていきました。自分自身の困難に理解を持って向き合うことで、クレアはそれまでより落ち着いた心で幸せに過ごせるようになり、人に対しても共感できるようになりました。そして、痛みも和らいでいきました。

著者たちのマインドフルネス体験

　この本の著者は2人とも、大事故の痛み、苦しみ、ストレスをマインドフルネスの力で乗り越えてきました。ここでは、私たち2人の体験をご紹介します。

ヴィディヤマラ・バーチ

　私はニュージーランドのオークランドに住んでいました。そのとき私は23歳になったばかりで、クリスマス休暇に両親のいるウェリントンを訪れていました。1月1日の早朝、友人のティムが部屋の窓をコンコンと叩く音で目が覚めました。ティムは車でオークランドに行くけど一緒に乗って行かないか、と誘ってくれました。前夜のパーティーの酔いがまだ残っていましたが、私は家族に書き置きを残して静かに家を抜け出すと、ティムの車の助手席で眠り込んでしまいました。

　次に気づいたときには、私はひしゃげた車の中で動けなくなっていて、横にはティムの血だらけの顔がありました。ティムが運転中に居眠りをして、車は電柱に激突したのでした。肩が痛い、首が痛い、腕が痛い……背中がたまらなく痛い。痛み以外で覚えているのは、車の中で聞いた音です。ティムの悲鳴、それに重なって聞こえたもう1つの音は、私自身の叫び声でした。

　病院に着くと、私は鎖骨の粉砕骨折、むち打ち、脳震盪と、それ以外

にもけがをしていると言われました。それでも、後になってそんなことは大した問題ではなかったと分かります。事故の6年前に患い、2度大きな手術をしていた深刻な脊髄損傷が悪化していたからです。背骨の中央部をその事故で骨折していたと分かったのは、それからさらに2年後にレントゲン検査を受けたときでした。私が慢性痛なしに生活できるようになる望みは、そのとき完全に断たれました。その後は何年も、痛み、時には激痛に振り回される生活が待っていました。

　事故の数か月後、私は映画編集者の仕事に復帰しましたが、背骨全体が痛み、働くことは肉体的にも精神的にも負担でした。2年間、毎日痛みと格闘した後、私は疲れ切って倒れました。この間、身体の声を聞かずに無理を続けてきたつけを払わなければなりませんでした。数か月はベッドから出ることすらままならない状態でした。それどころか、私は膀胱麻痺などの深刻な合併症を起こして、集中治療室に運び込まれたのです。これが人生で一番恐ろしい思いをした時期で、こうした経験から、立ち止まってすべてを見つめ直さざるを得なくなりました。

　最も心が張り詰めたのは、病院で長い夜を過ごしていたときでした。私はほとんど狂いそうになりながら、どうすることもできず、頭の中では2つの声がしゃべっているような気がしていました。1つ目の声が言います。「もう無理。頭がおかしくなる。どうやったって、朝までは耐えられないよ」。もう1つの声が応えます。「耐えなければいけない。耐えるしかないんだ」。2つの声は延々と続きます。刻一刻、ぎりぎりと万力で締めつけられているかのようでした。そのとき不意に、混沌の中からひらめくものがありました。私は力強い明晰さを感じました。3つ目の声はこう言いました。「朝まで持ちこたえる必要はない。今この瞬間だけを乗り切ればいい」

　このひらめきによって、私の苦痛はまったく異なるものになりました。張り詰めていた心が大きく開き、3つ目の声の意味することが分かりました。生きていて、一度に目の前に現れるのは、ただその瞬間だけだということ。それが頭での理解ではなく、身に染みて分かったのです。今この瞬間だけなら何とかなると思うと、やっていける自信が湧いてき

ました。恐怖は消えていき、心が落ち着きました。

　翌日、その病院付きの牧師が私の病室を訪ねてきました。心優しいその男性は、ベッドの脇に座って私の手を握り、幸せに過ごしていたときのことを心に描くようにと、私のイメージを導いてくれました。このとき、私はまだ悩みのなかった10代のころ、ニュージーランドの南島で、高い山々の美しさに見とれながら過ごした休日に戻った気持ちになりました。この経験を通して私は深い気づきを得ました。それは身体が損なわれていても、心は健全なままで、安らぎを感じられるのだということ。マインドフルネスがもたらす穏やかな心の明晰さのようなものを感じたのは、これが初めてのことでした。

　私の苦しみの大部分は、その瞬間に実際に感じていることよりも、未来への恐れ——未来に感じるだろう痛み、それが永遠に続くかのような想像——からきていることに気づきました。私は未来の痛みと不安を「先取り」しながら、同時に今現在の苦痛にも対処しなければならなくなっていました。不必要に痛みを膨らませていたのです。頭で理解していたわけではありませんが、自分が何か計り知れないものに出会ったことが分かりました。これは私が心の奥深くで感じ取ったことで、その後自分が考えたり感じたりするさまざまなことに影響を与えました。それは自由を感じさせるものでした。

　私は心 (mind) を使って苦しみを減らす方法を探求したいという強い思いを抱いて退院しました。習慣的に瞑想するようになると、だんだんと人生が好転し、以前よりもずっと幸せに過ごせるようになりました。そのおかげで、身体の状況が悪化したときにも、昔とは比較にならないほどうまく対処することができました。1997年、私は不完全対麻痺と腸管麻痺を患い、動き回るのに松葉杖や車椅子が必要になりました。そして数年後には腰の骨を再建するための、さらなる大手術が待っていました。このときには前の手術のときよりもはるかに冷静でいられました。担当の外科医と数年後に再会すると、私の腰に入れた金属器具の状態があまりにも良いことに驚いていました。マインドフルネスによって自分の身体——それから新しい金属製の腰椎——を、数年前にしてし

まったように酷使せず、大切にできたおかげです。

　自分が最悪の時期をどうやって切り抜けてきたかを振り返ったとき、この先やりたいのは、大きな事故や病気で苦しむ人々に手を差し伸べ、力になることだと感じました。それで私は、これまでに学んできたあらゆることを活かしてマインドフルネスプログラムを開発することにしました。私の恩師の1人にジョン・カバットジン博士がいます。博士はマインドフルネスストレス低減法 (mindfulness-based stress reduction: MBSR) の開発者であり、マサチューセッツ大学メディカルセンターのストレスクリニック（訳注：現在は、マインドフルネスセンター［The Center for Mindfulness in Medicine, Health Care, and Society］と改称）の創設者でもあります。博士は私に計り知れないほど多くのことを授けてくれた上、ブレスワークスの組織を立ち上げて、慢性痛や病気に苦しむ人々にマインドフルネスを教える夢を後押ししてくれました。

　ブレスワークスで、私たちはマインドフルネス・ペインマネジメント (MBPM) プログラムを開発しました。元々は事故や病気の後遺症に対処するために開発したプログラムですが、ストレス、不安、うつといった精神的な苦痛の軽減にも大きな成果を挙げています。MBPMは今ではヨーロッパからアジア太平洋地域にまたがる世界15以上の国々の、数多くの施設で教えられています。そしてブレスワークスは現在、痛みや病気、それに伴うストレスのマネジメントのためにマインドフルネスを指導・研究する国際的組織になっています。

　最初に背骨を傷めた1977年の若かった自分を思い返すと、まるで奇跡が起きたような思いです。私は今、障害があっても豊かで充実した日々を送っています。マインドフルネスを始める前と比べてかなり量が減ったにせよ、鎮痛剤は今でも必要で、移動には松葉杖や車椅子も必要です（マインドフルネスで砕けた背骨が治ったりすることは、やっぱりありません）。それでも私は自分の置かれた状況を受け入れています。二次的苦痛とはほとんど無縁な、とても楽しい生活を送っています。マインドフルネスはこうしたかけがえのないプレゼントをくれました。そしてダニーとともにこの本を書くことで、マインドフルネスの技術を読者のみなさんと

も共有したいと思っています。

ダニー・ペンマン

　苦難が始まったのは、イングランド南部のコッツウォルズ丘陵でパラグライディングをしていたときでした。不意の突風にあおられ、パラグライダーの翼の形が歪みました。問題なく飛んでいると思ったのもつかの間、気づくと10メートルほど下に見えた丘の中腹へ、ぐるぐると回転しながら落下していたのです。異常に冷静に、はっきりとこんなことを考えたのを覚えています。「たぶん死にはしないだろうけど、痛いだろうなあ」

　丘の中腹に落ちて、回転していた世界が止まりました。柔らかい綿に包まれたような心地でした。目を開くと、私は身体の損傷を順々に確認していきました。目や耳からベタついた黄色い液体が出ていないこと（出ていれば頭蓋骨骨折の兆候）、手や足の指を動かせることを確かめました。そして脚に触れたとき、この世のものとは思えないような激痛に襲われます。理由はすぐに分かりました。右脚の脛が落下の衝撃で上部に押し込まれ、膝を突き抜けて腿まで食い込んでいたのです。履いていたジーンズの盛り上がりで、折れた脛骨の輪郭が分かるほどでした。あっという間にショック症状に陥り、抑えられない激しい痙攣に見舞われました。

　そのまま丘に横たわっていると、高校時代に試験の不安を和らげる方法として教わった瞑想法が頭に浮かびました。これまで、日常的なストレスや重圧に対処するために、折に触れてこの瞑想をすることはあったものの、身体に実際に感じる苦痛を和らげるのに利用したことはありませんでした。瞑想が痛みの緩和に利用されていることを知っていた私は、丘に転がったまま、他にどうすることもできず、この瞑想を試してみることにしました。

　まず、ゆっくりと深く呼吸するように努め、息が身体を出入りする感覚に意識を集中しました。自分が美しい庭園にいると想像して、その穏やかで静謐な空気を吸い込むイメージで呼吸を続けます。一呼吸ごと

に、だんだんと痛みは遠ざかっていきました。すると、痛みが自分のことではないような気がしてきて、直に感じるというよりは、テレビで見ているか、薄い霧越しに観察しているかのように思えてきました。

　病院に着くと、自分がどれほど深刻なけがを負っていたのか、そしてあの瞑想にどれほど強力な鎮痛効果があるのかが分かりました。頸骨プラトー（膝関節の下部）は6つに割れ、頸骨と腓骨（下腿の骨）も砕けて6つの大きな骨片と、無数の小さなかけらになっていました。その上、筋肉、腱、靭帯、軟骨もひどい損傷を負っていたのです。

　脚の再建のためには、大きな手術を3度も受けなければならないことが分かりました。その上、損傷を修復するために、テイラースペシャルフレームという最新の器具を手術で脚に付け、6〜18か月間固定しなければなりませんでした。下腿を等間隔で囲む4つのリングからなるこの器具は、まるで子ども向けの組み立て玩具と、中世の拷問器具を1つにしたような印象でした。14の金属製スポークと2つのボルトで、リングと砕けた脚の骨をつなぎます。リングとスポークはどれもバラバラに動かせるため、医師は砕けた骨片の位置を脚の中で自由に動かせます。要するに、従来は深刻な骨折の治療には牽引や、プレートとスクリューでの固定が常でしたが、それがこのテイラースペシャルフレームに置き換わったというわけです。

　この器具を付けての生活は耐え難いものでした。眠るのはほぼ不可能で、けがの痛みを抑えるには、のんだ後に憔悴しきってしまうほど強い薬に頼るほかありません。最悪の気分でした。言うまでもなく、不安、いら立ち、強いストレスに悩まされました。どれだけ「ポジティブ・シンキング」をしてみたところで、こんなボロボロの心を切り替えられないのは分かり切っていたので、私は痛みを和らげ、回復の可能性を最大限に高めるために、何か別の方法を探すことにしました。

　これまでの経験から、私は瞑想でけがが治癒するかもしれないと考え、強い関心を持ちました。そしてすぐにイギリスのオックスフォード大学臨床心理学教授、マーク・ウィリアムズの研究を知りました。マークとケンブリッジ大学、トロント大学、マサチューセッツ大学にまたが

る研究チームは、20年以上にわたって、瞑想が不安、ストレス、痛み、疲弊、そして進行したうつ病にさえ、著しい効果を発揮することを研究していました。彼らはその研究成果を、マインドフルネス認知療法という強力な治療法にまとめ上げていました。

　事故の後遺症を和らげるのに、私はマインドフルネス瞑想を試してみることにしました。簡単に実践できるこの瞑想法は、驚くほど効果を発揮しました。痛みは徐々に治まり、鎮痛剤の服用量が3分の1に減りました。そして私は、物事の良い面を見られるようになっていきました。けがはだんだんと治まっていく一時的なものであって、いつまでも松葉杖や車椅子に頼らなければならないわけではありません。

　私が驚異的な早さで回復できたのは、ほとんどマインドフルネスのおかげだと確信しています。テイラースペーシャルフレームはわずか17週間で外すことができました（通常は6〜18か月も付けていなければならないものです）。医師たちが私の回復に驚嘆したのは間違いありません。ブリストル王立病院の専門医で、私の手術を担当したマーク・ジャクソン医師と、最後の手術のすぐ後にこんな会話をしました。本当は思ったほどひどいけがでもなかったんじゃないか、私が冗談でそう言うと、医師はぎょっとした顔でこう言い返しました。「あなたの脚の難しさは、私がテイラースペーシャルフレームを使って治療した中でも『トップ5』か、もしかしたらそれ以上だったよ」

　2008年、私は42歳でランニングを始め、約1000キロあるイギリスのサウスウェストコーストパスを歩くこともできました。こんな幸運がいつまで続くのかは分かりません。けがは今でもときどき痛むものの、それに振り回されたり、人生の楽しみを奪われたりすることはなくなりました。マインドフルネスはすべてを解決する魔法の薬などではなく、苦痛を解消する強力な治療法なのです。身体の自己治癒を促し、重い病気やけがにつきものの不安、ストレス、抑うつを和らげてくれます。私は今では日々をそのまま受け入れ、ブレスワークスプログラムのシンプルな心と身体のエクササイズを実践しながら過ごしています。

第3章
マインドフルネスプログラムを始めるにあたって
Introducing the Mindfulness Programme

　次章以降の8つの章は、マインドフルネスプログラムを実践するためのもので、各章が1週間分のプログラムに対応しています。プログラムを進めるごとに、だんだんと苦痛が和らぎ、心が落ち着いていくでしょう。効果が出るまでに少し時間がかかる場合もありますが、多くの人はプログラムのおおむね1週目から痛みが和らぎ始めるのを感じています。ストレス、不安、抑うつといった症状も徐々に治まり、活力と健康の回復を実感できるでしょう。

　各章の実践には大きく2つの要素があります。1つはマインドフルネス瞑想そのもので、1日20分かけて行います。それぞれの瞑想のやり方については、各章のグレーの背景色のセクションで詳しく説明しています（付属CDのトラックナンバーも記載しています）。そのため、一度本書を読み通した後で、改めて各週の瞑想を実践する場合にも、該当箇所を見つけやすくなっています。ただしその場合も、各週のプログラムを始める前に、該当の章を再読することをお勧めします。各章のプログラムは何世紀にもわたって蓄積されてきた英知の上に築かれており、その学びには捉え難いところもあるかもしれません。そのため、各章の内容が記憶に新しい状態で実践するのが理想的なのです。

　プログラムの2つ目の要素は、日々の「習慣を手放す」ことです。この実践によって、少しずつ思考や行動の悪習を断ち切っていきます。習慣は、時に極めて大きな痛み、苦しみ、ストレスを私たちに植えつけているので、これを解消することでマインドフルネスプログラム全体の効果が高まります。「習慣を手放す」は、概して楽しんで実践できるもので、私たちに本来備わった幸福感や好奇心を生き返らせながら、二次的苦痛を解消していくようにつ

くられています。例えば公園に行って、景色や音、匂いなどを感じ取ること、あるいは紅茶やコーヒーを入れる際、やかんのお湯が完全に沸くまで、急いで火を消さずに待つといったことを実践します。それらを、最大限の注意を傾けて、つまりできる限りマインドフルな意識で行います。

　瞑想の実践は、毎週6日ずつ行うのが理想的です。1週間のうちのどの日でも問題ありません。予定通りに瞑想できない日が1日か2日あった場合は、別の日に時間をとって行い、それから翌週のプログラムに進みます。4日以下しか瞑想できなかったときは、その週のプログラムはできればもう一度繰り返します。瞑想は反復によって効果を発揮するため、推奨の日数の実践をこなすことが大切です。そうはいっても、忙しくて思い通りにならないこともあるでしょう。プログラムのどこかの部分をやり遂げることに「失敗」したとしても、自分を責めないでください。瞑想に「失敗」はありませんが、プログラムをすべて終えるまでには、自分で思っていたよりも少し時間がかかるかもしれません。繰り返しになりますが、プログラムの途中で立ち止まってしまっても、自分を責めないようにしましょう。できると感じたときに、手綱を握り直せばよいのです。実践が数週間から数か月途切れてしまったときは、1週目からやり直すとよいでしょう。その場合も、失敗したわけではないことを忘れないでください。マインドフルネスプログラムでは、途中で立ち止まったり、出だしから何度も「つまずいて」しまったりするのはよくあることです。瞑想の「上級者」と言われる人の多くが最初はそれを経験しています。逆説的に聞こえるかもしれませんが、「失敗」や「挫折」は、それ自体が大切な学びになりうるものです。思いやり、特に自分自身や、自分が直面する困難に思いやりを持って向き合うことは、マインドフルネスの1つの核心です。だから頑張りが足りないと感じても、自分を責めないようにしましょう。

各週のプログラムの概要

　第1週では、ボディスキャン瞑想を実践します。名前が示す通り、これは身体のいろいろな部分に注意を向けていき、そこで見つかる感覚に

意識を集中する瞑想です。このシンプルな瞑想で、感覚について考えることと、直に感じることの違いが浮き彫りになります。これが一次的苦痛と二次的苦痛を見分ける力になり、痛みや病気との向き合い方が劇的に変わります。そのため、ボディスキャン瞑想はこれ以降のプログラムを進める上での土台となります。また、とても有効なストレス軽減法でもあります。

第2週では、呼吸瞑想を実践します。このシンプルな瞑想によって、心に浮かぶ思考や感情への意識が高まっていき、それらに抵抗する気持ちを手放せるようになります。また、思考や行動の大部分が「自動操縦」によって起きていることを学びます。私たちの苦しみのほとんどは、実は心や身体に起こる「きっかけ」への習慣的な反応なのです。そのきっかけ自体は避けられないものですが、反応の仕方を変えることはできます。呼吸瞑想がその助けになります。実践によって、だんだんと苦しみの手放し方が分かるようになり、充実した人生を取り戻すことができるのです。それができるだけでも、人生を変える力になります。また、このように呼吸に意識を集中することには、他にもメリットがあります。「落ち着き」の神経系である副交感神経系が活性化するため、不安、ストレス、抑うつが少しずつ軽減し、身体の回復が促されるのです。

第3週では、マインドフルな動きの瞑想を実践します。痛みや病気は、健康全般、柔軟性、そして日常的な活動をする力を大きく阻害します。それ自体は仕方のないことですが、人間の身体は活動するようにできているため、できるだけ活発な生活を送っていないと、さまざまな副次的健康問題が起きてくることがあります。このため、第3週ではブレスワークスプログラムのためにつくられた、マインドフルな動きの瞑想を実践します。これはヨガやピラティスを広く取り入れた、とても穏やかな動きのエクササイズで、身体から活力が失われるのを予防し、弱ってしまった身体も活性化することで、自信と勇気を取り戻す力になります。このエクササイズには健康増進の効果もありますが、あくまでも大事なのは、動作をするときの気づきの質です。また第3週では、日常的な活動の中でも、自分の身体にある程度、マインドフルな意識と思いや

りの気持ちを向けていきます。第3週の実践もまた、一次的苦痛と二次的苦痛を見分け、痛みをさらに軽減していく力になります。

　第4週では、困難に目を背けずに向き合うことを学びます。私たちは普段の生活で、厄介な、あるいは心を乱すような思考、感覚、感情をたいていは避けるか無視しながら過ごしています。第4週で実践する思いやりと受容の瞑想で、私たちはそうした問題に異なるアプローチを試みます。この瞑想の実践を通して、困難に穏やかに向き合い、変えられないこと（一次的苦痛）は受け入れ、変えられること（二次的苦痛）は軽減するか、乗り越えることを学びます。思いやりと受容の瞑想を実践する間、私たちは許し、手放し、自分の「失敗」や困難にやさしい気持ちを向けます。自分自身や抱えている問題に温かい思いやりの気持ちや、やさしい理解のまなざしを向けるだけで、どれほど痛みが軽くなるかを知れば、きっと驚かれることでしょう。

　第5週では、苦しみに隠れて見えなくなりがちな、心地よい体験を見つけ出す方法を学びます。第4週の実践を通して、眠っていた感覚が目を覚まし、喜びと悲しみの入り混じったこの世界の素晴らしさが再び目の前に開けてきていることでしょう。第5週では喜び探しの瞑想を学んで、この感覚にさらに磨きをかけます。手の温かさや大好きな食べ物の味など、シンプルな心地よさに一心に意識を向けるこの実践には、心を根本から変える力があります。痛みや苦しみを和らげることは大事ですが、生きる喜びを取り戻すことも同じくらいに大切です。

　第6週では、第4週と第5週で学んだことを土台に、心を開く瞑想を実践し、自信とやさしさに満ちた、広く開かれた意識を養います。このような意識には痛みや苦しみを消していく力があります。広くバランスのとれた意識を養うことで、調和のとれた無理のない生き方ができるようになり、物事に無意識に反応しては、いつも後になって気づくということがなくなります。これには、私たちの痛みとの関わり方（マネジメント）を大きく変える力があります。自分への思いやりを持てるようになるにつれて、自分自身とも、苦痛やストレスの現実とも争わずにいられるようになります。すると、それに代わって安らぎと落ち着きが心を満

たします。これは本書でお伝えするマインドフルネス・ペインマネジメントの根幹をなすものです。

　第7週では、前の週で養った自分自身へのやさしさと思いやりの気持ちを、自分以外の人へも広げていきます。苦しんでいるのは自分なのに、なぜそんなことをするのかと思うかもしれません。それは私たちが、たとえ気づいていなくても、間違いなく他者とつながり合っているからです。人間は社会的な動物です。孤独を感じれば痛み、苦しみ、ストレスが強まりますが、ここで実践するつながりの瞑想は、そういったつらい状況について回る孤独感を消していってくれます。これは自分や他者と良い関係を築いていく力になります——どれだけ周りから離れた場所にいても、どれほどの孤独を感じていたとしても。

　第8週では、プログラム全体を振り返り、長く続けていける自分のマインドフルネスプログラムをつくります。人生で起こることはコントロールできなくても、それにどう対応するかは選べるのだということを穏やかに心に留めて、この先の人生へと踏み出していくことができるでしょう。

瞑想する時間と場所

　このプログラムの瞑想はわずか10分で実践できるもので、理想としては、1日2回行うことが望まれます。いつ瞑想するかは自由に決めて構いませんが、一般に最適なタイミングは一日の初めと終わりです。ほとんどの人は、朝早く、起きてすぐの時間が一番だと言います。仕事から帰ったすぐ後や、夕食前でもよいでしょう。場合によっては、少し早起きが必要かもしれません。その場合は睡眠時間を削らなくてすむように、早めにベッドに入りましょう。どのような周期で自然と意識が鋭敏になったり、眠気や苦痛が起きたりするかは自分にしか分かりませんので、最適なタイミングはご自身で判断してください。もう1つ重要なのは、規則的に行うことです。いつも決まったタイミングで実践すれば、先延ばしを防ぎ、一日の予定を効率的に組

み立てることができます。また、プログラムが進むにしたがって、一度に瞑想する時間を少し伸ばしたくなるかもしれません——例えば、朝か夜に2回の瞑想を続けて行う、というように。その場合も規則性を保つために、一日の初めと終わりに最低10分は実践するようにしてください。

　忙しすぎて、落ち着いて瞑想に取り組む余裕がないと感じるときには、こう考えてみてください。瞑想する時間の余裕など、初めからないのかもしれません。あるいは使える時間があっても、別のことに充ててしまっているのではないでしょうか。だから、瞑想の時間は意識してつくる必要があります。たいていの場合、瞑想することでそれまでよりずっと穏やかに生きられるようになり、苦しみに奪われる時間が少なくなるため、むしろ自由な時間は増えるのです。また、瞑想することは「身勝手」ではないか、その時間を使って家族と過ごしたり、もっと働いたりすべきではないかと思い悩む人もいます。これについては、瞑想の時間は自分だけでなく、家族や友人のためにもなっているのだと考えるとよいでしょう。瞑想は身勝手でも、時間の無駄でもありません。実際は正反対です。回復を促し、自分の人生と苦痛に対して主導権を取り戻す力になります。これこそ、痛み、病気、ストレスへの最も賢明で現実的な対処法なのです。また、瞑想は心のエクササイズだと考えることもできます。多くの人は、身体を鍛えることには熱心に時間を費やすのに、「心の健康」を多少とも維持することにはほとんど気が回りません。瞑想は心の健康プログラムなのです。

　瞑想には心地よく、落ち着いた場所が最適です。これは例えば、自宅の片隅の静かな場所で構いません。散らかった場所に座っても明晰な心を育むことはできませんが、きれいに片づいた場所でなら、瞑想に適した静かな心を養うことができます。ちょっとした花や置物を飾るのもよいでしょう。あるいは絵を飾ったり、岩や流木など、心の奥深くに訴えかけるような自然物を置いたりするのもよいでしょう。電話は必要に応じて電源を切るか、サイレントモードや留守番電話などに設定すると、瞑想を妨げられずにすみます。最後に、瞑想をしている少しの間は、そっとしておいてほしいと家の人に伝えましょう。マインドフルネスなどというと、ちょっと変な目で見られるんじゃないかと思い、瞑想のことを周りに言いたがらない人も多いようです。

心配には及びません。あなたが苦しみから解放され、思い通りに生きていけるようになるのは、周りの友人や家族にとってもうれしいことなのです。

　道具は何か必要でしょうか。瞑想の音源を聞くためのCDプレーヤーかデジタルオーディオプレーヤー、自宅の静かな場所、座って瞑想するための椅子か横になるためのマット（敷物）、それと必要に応じて脚が冷えないように毛布を用意します。必要なものはこれぐらいです。

　グループで瞑想したいという人もいます。その場合は、お近くで開催されるブレスワークスのコースか、オンラインコースの受講をご検討ください（コースの詳細と各国のブレスワークス公認トレーナーのリストはhttp://www.breathworks-mindfulness.org.uk/でご確認いただけます）。

瞑想中の座り方

　「瞑想」と聞くと、身体の柔らかい若者が床に脚を組んで座る姿を思い浮かべる人が多いようです。確かに脚を組んで瞑想する人もいますが、それがひどく苦痛だという人も多いでしょう。床に脚を組んで座ることと瞑想の実践とは何の関係もありません。東洋では慣習的にこの姿勢で座るというだけのことです。そのため、この本で紹介する瞑想のほとんどは、背もたれの真っすぐな椅子に座って行うことをお勧めします。それが難しい場合や、苦痛に感じるときは、以下に詳しく説明する姿勢の中から自分に合うものを選んでください。自分の身体の現状を受け入れ、状況に合わせて実践しましょう。横になるのがよいと感じるかもしれません。床に膝をついて、あるいは脚を組んで座りたいと思うかもしれません。いずれにせよ、できるだけ筋肉に負担がかからず、心が鋭敏かつリラックスした状態になるような姿勢を選びましょう。瞑想に集中できる姿勢が見つかるまで、いろいろと試してみてください。そして自分に対して、いつもできるだけ思いやりと理解を持って接することを忘れないようにしましょう。マインドフルネスは競争ではありません。無理につらく苦しい姿勢をとっても、何も得るものはないのです。

　瞑想を始めてから数週間、あるいは数か月経ってから姿勢を変えたくなるかもしれません。これは珍しいことではありません。あるいは実践の最中に

そうしたくなるかもしれません。これもよくあることです——とりわけ身体的な制約がある場合には。経験を積んだ瞑想者でも、時には実践中に身体を動かさなければならないことがあります。その場合は、動くことも瞑想の一部にします。できるだけマインドフルに動くのです。

　瞑想中の姿勢について、以下にいくつかの例をご紹介します。説明が細かすぎると感じるものもあるかもしれませんが、あえてそうしています。ストレスの軽減や、精神的な健康と幸福だけを目的に瞑想するのなら、姿勢は普通、それほど重要ではありません。しかし、身体に慢性的な健康問題がある人の多くは、その影響が出ないように、一時的にであれ、細心の注意を払わなくてはなりません。そうすることで、身体の不快感のために時間を浪費せずに、瞑想の効果を最大化することができます。瞑想中の姿勢の原則については、以下のウェブサイト内の動画でも詳しく説明していますので、よろしければご覧ください。

▶ http://www.breathworks-mindfulness.org.uk/
▶ http://franticworld.com/

椅子に座る

　背もたれの真っすぐな椅子を選びます。木製のダイニングチェアが最適です。背中がある程度丈夫なら、背もたれから数センチ背中を離して座りま

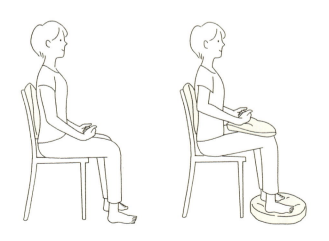

しょう。こうすると、背中を自然なカーブに沿って伸ばすことができて、胸に開放感が生まれます。また、心の鋭敏さと気持ちの「明るさ」にもつながります。背中が丈夫でない場合には、背中の後ろにクッションを置いて補助にしてもよいでしょう。無理なく楽にできる範囲で、できるだけ背筋を伸ばして座ります。足は床にぴったりとつけましょう。足が床にきちんとつかない場合には、足の下にクッションか枕を置いて、床との接点をしっかりと安定させます（前ページ図参照）。

骨盤を真っすぐに安定させる

　どのような姿勢で座る――椅子に座る、床に膝をつく、あぐらをかく――にせよ、心地よい姿勢を見つける鍵は骨盤の角度です。骨盤は上半身全体の土台となり、その角度が頭、首、背骨のラインに影響します（下図参照）。骨盤が真っすぐに安定する姿勢をとれば、背骨は自然な「S」字に沿って伸びます。すると背骨の上部に無理なく頭が連なり、首の後ろが楽に長く伸びて、少し顎を引いた姿勢になります。そして、とても自然に開放感が生まれます。また、骨盤が安定すると脚の力が抜けて、自然と床に「落ちて」いき、腿や腰の大きな筋肉への負担が最も小さくなります。

　骨盤が十分真っすぐになっているかを確認する良い方法は、何度か前後に

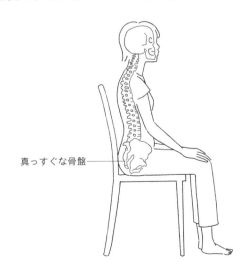

真っすぐな骨盤

傾けてみて（図a、b参照）、その間でしっかりと安定する位置を見つけることです。または、座った状態でお尻の下に手のひらを差し込んで、坐骨の位置を確認してもよいでしょう。坐骨は左右のお尻の深いところにある尖った骨で、真っすぐに座っているときに体重がかかる部分です。骨盤が真っすぐになっていると、体重のほとんどは、お尻の後ろ側の肉や、前側の下腹部にか

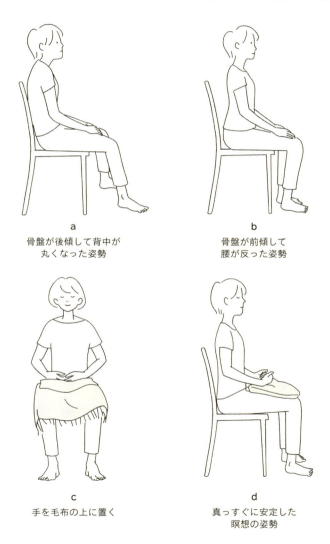

a
骨盤が後傾して背中が
丸くなった姿勢

b
骨盤が前傾して
腰が反った姿勢

c
手を毛布の上に置く

d
真っすぐに安定した
瞑想の姿勢

からずに、坐骨を通ってそのまま下に抜けます。このような安定した姿勢をとるために、必要に応じて椅子の高さも調節してください。

手をちょうど良い高さに置くことも大切です。肩が広く開いた姿勢を保ち、瞑想中に下がってこないように、クッションや、膝にかけた毛布の上に手を置いて支えてもよいでしょう（図c、d参照）。

床に膝をついて座る

背中や腰に問題があるときは、床に膝をついて座るほうが楽なこともあります。この姿勢だと腰と腿の角度が、椅子に座る場合の90度よりも広くなり、骨盤が真っすぐに安定しやすくなります。ただし、膝や足首への負担は少し大きくなるかもしれないので、他の姿勢も試した上で、自分に一番合うものを選んでください。

膝をつくときには、高さと硬さがちょうど良い物を下に置いて座ることが大切です。瞑想用のスツールやクッション（座布団）、バランスディスク、ヨガブロックなどを検討するとよいでしょう（詳細については巻末の資料参照）。適切な硬さで安定した物なら、例えば大きな本の上にクッションを置いて、その上に座っても構いません（図e参照）。こういった「座椅子」は柔らかすぎて不安定になっても、硬すぎて座り心地が悪くなってもいけません。また、高

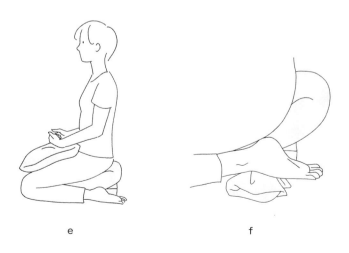

e   f

さがありすぎると骨盤が前傾して腰が反りやすくなり、低すぎると骨盤が後傾して背中や肩が丸まりやすくなります。どちらも瞑想を妨げる姿勢につながり、首や腰が痛くなったり、身体全体に負担を感じたりする原因になります。

また、膝をついて座っていて足首に負担がかかるようなら、丸めた靴下などを足首の下に入れて、関節の負担を減らしましょう。手近にあるものをいろいろと試してみて、一番心地よく座れる方法を探してください（図f参照）。

あぐらをかいて座る

あぐらをかいて座るのが心地よければ、ぜひそうしてください。座り方の原則は他の姿勢と同じです。骨盤を真っすぐに安定させて、背骨が丸まったり反ったりせずに、自然なカーブで伸びるようにします。手はクッションか毛布の上に置いて、肩や首への負担をできるだけ減らします（図e参照）。

ただし、この姿勢で座るには身体がとても柔らかくなければならないため、身体に負担を感じず、楽にできる人にだけお勧めしています。多くの場合、慢性の痛みや健康問題を抱えている人には適していません。そのため、身体がそれほど柔軟ではない人が座って瞑想するときは、基本的には椅子に座るか、床に膝をつくのが最適な姿勢です。

横になる

通常、ボディスキャン瞑想は横になって行いますが、椅子に座るのが苦痛であれば、他の瞑想もこの姿勢で行うとよいでしょう。床に敷いたマットの上に横になるのが理想的です。ベッドは無意識に眠ることと結びついてしまい、横になったときに自然と眠くなることがあるため、避けたほうがよいかもしれません。もちろん、心地よく瞑想できる場所が他になければ、ベッドを使ってください。

首が真っすぐに伸びて、頭が快適な高さにくるように、しっかりした硬めのクッションや、折り畳んだ毛布を枕にして支えます。頭の位置が低すぎて首の前側が張ったり（図g参照）、高すぎて後ろ側が張ったり（図h参照）することのないように調整します。最適なバランス（図i参照）は、額が顎先より少

しだけ高くなり、首は自然なカーブが保たれて自由に動かせる状態です。
　腰に負担をかけないためには、膝を立てて足の裏を床にぴったりとつけます（図j参照）。または、ボルスター（長枕）や丸めた毛布、クッションなどを腿の下部から膝の下に置きます（図k参照）。あるいは脚を真っすぐに投げ出してもよいでしょう（図l参照）。

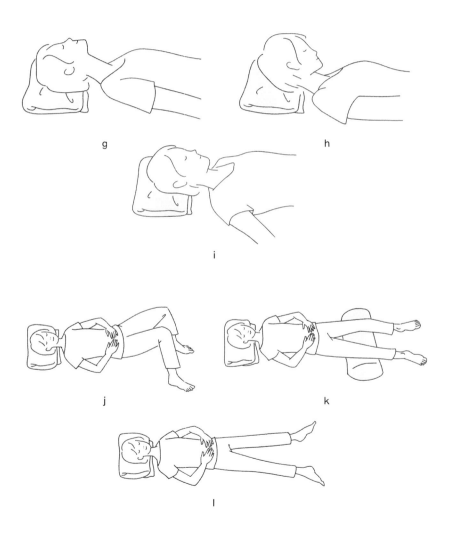

いつからプログラムを始めるか

　いつからプログラムを実践しようかと悩んでいるのなら、今すぐ始めてしまいましょう。去年、先週、あるいは昨日の自分が誓いを立てた未来とは、つまり今なのです……私たちの自由になるのは、いつでも今この瞬間しかありません。

　今すぐ始めるのが難しい場合には、以下に紹介するコーヒー瞑想を次の休憩時間にやってみて、その後でいつ始めるかを決めるとよいでしょう。

コーヒー瞑想

　コーヒーや紅茶は、普段ほとんど注意を払わずに飲んでしまいがちなので、瞑想の対象にはうってつけです。この瞑想は何かを決める前に心を落ち着かせるのにも、単にマインドフルな意識を体験してみるのにも使えます。いつでも好きなときに、好きな飲み物で繰り返し実践してください。

- 自分で入れる場合は、まずコーヒーの粉（または紅茶の茶葉）をよく見ます。しっかりと観察してください。少し時間をとって、あらゆる部分に細かく目を注ぎます。コーヒーの粉や紅茶の茶葉に光が反射する様子も観察します。
- お湯を注ぎます。何が聞こえますか。どんな匂いがしますか。カフェで飲み物を買うなら、お店の中の音や匂いを残らず感じ取ります。カップが触れ合う高い音が聞こえるでしょうか。お湯が沸騰して蒸気になるときの音は聞こえますか。他の客の話し声はどうでしょうか。体験していることを心の中で言葉にするのではなく、感覚に直接意識を向けるよう心がけます。
- ミルクや砂糖を入れるなら、それが飲み物に溶けていく様子を観察します。匂いは変わりますか。繊細に混じり合ったいくつもの香りに意

識を集中します。
- 少しだけ口に含みます。コーヒーには30以上、紅茶にはもっと多くの異なる風味が含まれています。そのうちのいくつかを感じ取ることができるでしょうか。苦味、甘味、酸味などが感じられますか。
- 口に含んだものをすぐに飲み下したくなるのをこらえます。しばらく待ってから、あるいは味蕾がその風味で満たされたと感じてから飲み込みます。どのように感じますか。息を吸うと、口や喉はどう感じるでしょうか。熱さ。スッと冷える感覚。それとも熱さの後に冷えを感じますか。
- 次の一口を飲むときも、前の2つのステップを繰り返します。5分間、あるいは飲み終わるまでこれを続けます。

　いかがでしょうか。いつもと違う感じがしますか。いつものペースで飲んでしまうよりも、おいしく感じられたでしょうか。

第4章
第1週：荒馬を静める

Week One: Wild Horses

「つらいのが当たり前になってたんです。あれが起きてから何年も」。マイクはそう言います。「仕事は造船所の溶接工です。といっても、昔の溶接工みたいな屋外での重労働じゃありません。最近では、屋根のあるドックでハイテク機器を操作するんです。鋼鉄を切断するのはレーザーで、溶接のときにそれを固定しておく高機能のガントリーだってあります。でも、それが問題だったんです。何年もそういう仕事で動かしていなかった身体が弱って固くなっていて、けがをするのは時間の問題でした」

貨物船に鋼板を溶接していて肩越しに後ろを振り返ったとき、マイクは一瞬、腰が強くひきつるのを感じました。痛みはありましたが、それっきり忘れてしまい、次に思い出したのは1時間後に休憩でお茶を飲みに行ったときでした。そのときには腰全体が固くこわばっていました。数時間もすると、動くたびに激痛に襲われるようになり、息をしただけでも痛むほどでした。それからの5年間は、痛みを抱えたまま専門病院やペインクリニックをたらい回しにされるつらい日々が待っていました。

痛みが始まる以前から、マイクは身体とのつながりを失いつつありました。自分の身体を、脳を運ぶ乗り物のように扱っていたのです。無理もないことでした。マイクの仕事――それに生活全般――は知らず知らず、身体も、身体が必要としていることも忘れさせてしまうようなものだったからです。

マイクがしていたのは専門性が高く、特別な機械や道具を駆使する仕事でした。それは身体だけでなく、頭を使うことも多いものでした。何年も続けるうちに、だんだんとあまり身体を動かさなくても仕事を進められるようになっていきました。そうして頭の中で仕事を処理するペースが非常に速く

なった反面、身体は硬直化し始めていました。ストレスが膨らんでいき、のみ込まれるような感覚に何度も襲われました。巨大な機械の小さな歯車になってしまったかのようでした。

　私たちは頭の中だけであまりにも長い時間を過ごしているうちに、自分に身体があることを簡単に忘れてしまいます。考えることに時間を使いすぎて、外の世界などまったく存在しないかのように感じてしまうのです。考え、悩み、比較し、結論を下すことに心を奪われていると、身体の感覚が薄れていきます。これに拍車をかけているのが、テレビ、ラジオ、インターネット、スマートフォン、ソーシャルメディアで常に外の世界とつながっている——そして自分の内面世界からは遠ざかる——「常時接続」の現代社会です。

　問題はそれだけではありません。仕事や社会の影響だけでなく、私たち自身が身体から無意識に目をそらそうとしてはいないでしょうか。それは心の奥で、自分の身体をあまり好きになれずにいるからかもしれません。映画、テレビ、雑誌に登場する人たちの美しい（そして美化された）イメージを浴びるように見ていれば、そんな気持ちがますます深まるでしょう。どうしてこの身体はあんなふうに痩せていないんだろう、強くないんだろう。どうしてもっと背が高くないんだろう。きれいじゃないんだろう、格好良くないんだろう……。そして日に日に、自分の若さが失われつつあることも分かってきます。こうして、私たちはできるだけ自分の身体を見ないようになっていきます。何年も慢性痛に苦しんでいれば、この傾向はますます強まります。痛みを、何としても避けなければならない悪魔のように感じてしまうのです。そして自分の身体がいつか手の施しようもないほど駄目になるのではないか、という恐怖感もあるかもしれません。多くの人は、自分がいつか死ぬという事実にあえて目を向けることなく暮らしています。

　こうした心と身体の断絶には、一見分かりにくいかもしれませんが、実は深刻な問題が潜んでいます。それは生きていく上でとても大切な力を失うこと——つまり、心が快感、痛み、苦しみを感じる元となっている、さまざまな感覚の「調整」ができなくなることを意味しているのです。この状態で事故に遭ったり、深刻な病気にかかったりすると、まるで脳の痛みの中枢で錆びついたバルブが開き、閉じられなくなったかのようになります。壊れた古

いシャワー装置が、火傷するほど熱いお湯を噴き出したかと思うと、急に冷水を出すように、感覚が暴走し出すのです。これが第2章で説明した二次的苦痛を悪化させる最大の原因です。このとき、私たちが実際に感じる痛みはどこまでも強まっていきます。

　好むと好まざるとにかかわらず、私たちには間違いなく身体があり、それを無視したり、否定したりするのは、自ら問題の種をまくことにほかなりません。身体を永遠に無視し続けることはできないのです。単に年をとってあちこちが痛み出すといったことであれ、いつかは必ず身体に目を向けなければならないときがきます。そのため、本書のマインドフルネスプログラムではまず、注意深く身体とのつながりを取り戻すことに取り組みます。これによって苦痛が徐々に静まります。最初は少しずつ、精神的な苦しみとそれに伴うストレスが減っていくでしょう。それから二次的苦痛が和らぎ始めます。何週間かプログラムを続けると、最終的には一次的苦痛も和らいでいきます。一次的苦痛は、脳の中で強い感情を伴う痛みに加工される前の、生の身体感覚です。

　痛みが完全に消えるかどうかは、実際にやってみなければ分かりませんが、健康のためにマインドフルネスを実践する人は、ほとんど全員が痛みや苦しみを大きく軽減させています。そしてほぼすべての人が、人生とのつながりを取り戻すことができたと感じています。平たく言えば、それは人生が生きるに値するものに戻ったということです。

　マイクが経験したのもこのことでした。「つらいのが当たり前だと思っていました。身体が痛むと酒をたくさん飲んでしまって、いつも二日酔いでした。だから、いつも具合が悪くて頭が痛いのも当たり前だと思っていたんです。人生を楽しめるなんて考えもしませんでした。楽しんで生きるっていうのがどういうことなのか、完全に忘れていたんです。それをマインドフルネスが思い出させてくれました。痛みはほとんどなくなったけど、もっと大切なのは、人生をもう一度楽しめるようになったことです」

第1週の実践

- 1日2回、10分間の「ボディスキャン瞑想」(55ページ参照、付属CDトラック1)。
- 習慣を手放す：少しの間、自然に接する (64ページ参照)。

ボディスキャン

　ボディスキャン瞑想を実践することで、心と身体が1つに戻っていきます。これが一次的苦痛と二次的苦痛を見分け、ひいては実際に感じる痛みを和らげる上で、決定的な力になります。またこれによって、ストレス、不安、うつといった心の症状も消えていきます。

　この瞑想では、身体の各部へと穏やかに意識を向けていき、そこで感じられることをできるだけ客観的に観察します。ある部分をしばらく意識の中心に据えては、静かにそこを離れ、また次の部分へと移っていきます。できるだけ冷静な、好奇心に満ちた意識で瞑想に臨みましょう。何かを感じる「べき」という先入観を捨てて、起きることをただ観察します。しびれている部分もあるかもしれません。焼けるような感覚や、脈打つようなうずき、刺すような痛みや、鈍い痛みもあるかもしれません。特に痛みなどがなくて穏やかな部分や、波打つような生命力に気づくこともあるでしょう。それらの感覚が変化のない一定のものなのか、それとも刻一刻と変化しているのか意識してみてください。きっと、痛みが「固定的」な問題ではなく、何かもっと「流動的」なものだと気づいて驚かれるでしょう。可能であれば、それらの感覚に伴う思考や感情にも意識を向けます。多くの人は、恐れ、怒り、深い悲しみに気づきます。不安やストレスに満ちた憂うつな思いもあるかもしれません。一方で、安らぎ、落ち着き、幸福感に出会うこともあります。何に出会っても、決してその善しあしを決めつけず、できるだけ客観的に観察します。すると、苦痛やストレスが少しずつ和らぎ、消えていくのが分かりま

す。しばらくすると、このようなことに気づくでしょう。

自ら緊張を生み出すのをやめたとき
本来の自分は安らぎの中にいる。

　できるだけ、やさしさと理解を持って自分に接しましょう。瞑想中に何が起こるのか、少し不安や恐れを感じるときには、無理に先を急ぐ必要はないのだと思い出してください。初めての土地を探検するように、少しずつ、気持ちの上でも無理のないペースで進みます。瞑想はマラソンでも短距離走でもなく、自分のペースでゆっくりと歩ける散策のようなものだと考えるとよいでしょう。

　瞑想中、どこかに強い不快感が生じたときは、身体を動かしてそれを取り除いても構いません。意識的に対応を選びましょう。姿勢を変えてみたり、力を抜いて痛みをただ観察したりするのもよいでしょう。波のように寄せては返す呼吸が、痛みに影響を与えるか観察してみましょう。多くの場合、呼吸は苦痛を和らげる力になります。快適に瞑想するために必要なことは、何でも気兼ねなくやってよいのだと心に留めておいてください。瞑想は痛みや不快感と闘いながらではなく、安らいだ状態で実践するほうが、はるかに実り多いものになります。

　プログラムを進めていくと、呼吸に特別な注意を払いながら瞑想する必要があることが分かるでしょう。これはプログラム全体を貫くテーマです。呼吸は生命の源であるとともに、私たちが意識のすぐ下で自覚せずに感じている感情や身体感覚を敏感に感じ取るセンサーでもあります。実践を積めば、呼吸を通して苦痛やストレスが大きな問題になる前に気づき、取り除けるようになります。たいていの場合は、呼吸をできるだけ自然に保ちながら、ただ観察しているだけで、他に何もしなくても痛み、苦しみ、ストレスが消えていきます。

　このような呼吸の力を感じ取るために、1つ試してみてください。手を固く握りしめ、それが呼吸にどのように影響するか意識します。思わず息を詰め、お腹が冷たく固くなっていないでしょうか。では次に、息を緩め、固く

握った手にゆったりと息を吹き込むようなイメージで呼吸してみましょう。握りしめたこぶしも少し緩むのが分かるでしょうか。

　たいていの人は痛みやストレス、不快感があると、無意識に息を詰めてしまいます。あるいは呼吸が浅くなったり、過呼吸になったりすることもあります。こうした呼吸の乱れは心の警戒システムを刺激し、身体にさらなる緊張とストレスを引き起こします。すると心はそれを感じ取り、ますます警戒を強めていきます。このように、呼吸の乱れは、不安とストレスを膨らませる悩ましい悪循環を引き起こし、二次的苦痛が悪化する要因となります。一方で逆のことも言えます。多くの場合、痛みや悩ましい感情は、そこに息を吹き込むように呼吸することで和らぎます。つまり、呼吸への意識とマインドフルネスによって、その悪循環を食い止められるのです。すぐに心は静まり、安らぎが訪れます。

　また、マインドフルネスはさらに深く、生理的なレベルでも効果を発揮します。意識を向けることで呼吸は落ち着き、自然と深く規則的になっていきます。そして肺や胸郭の後ろ側が少しだけ動きやすくなります。実際、自然に呼吸ができているときには、身体の背中側全体が動きます。このように、胸やお腹だけでなく背中側も動き、一呼吸ごとに内臓がほぐされる呼吸を「全身呼吸」(whole-body breathing) と言います。これには自然と心を落ち着かせる効果があります[*1]。緊張やストレスを和らげ、回復を促すさまざまなホルモンを分泌させる副交感神経系を活性化するのです。これによって安らぎと落ち着きが心に深く根づきます。そしてこの安らぎと落ち着きが、さらなる全身呼吸につながります。こうした好循環もまた、痛み、苦しみ、ストレス、不安への特効薬となります。

　全身呼吸の中核をなすのは横隔膜の動きへの意識です。横隔膜は身体の奥深く、肺の下部にあり、胸とお腹を隔てるように広がっています。

　息を吸うと、横隔膜が身体の中で平らに広がりながら下がり、肺に空気が満ちていきます。息を吐くと、横隔膜が緩むことで、古い空気が出て肺が空になります（次ページ図参照）。

　ボディスキャン瞑想では、呼吸を感じ取り、それによってリラックスしながら、身体のさまざまな部分へと意識を向けていきます。緊張や痛みのある

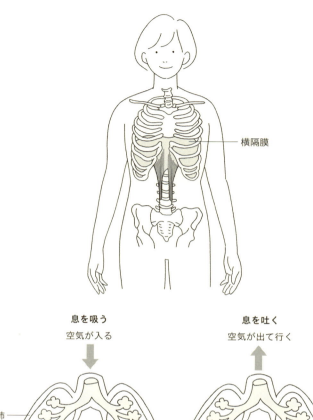

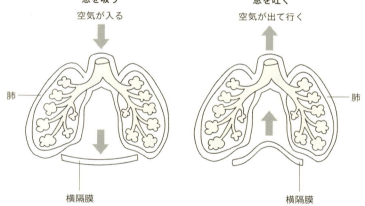

部分を意識すると、すぐに呼吸が乱れたり、息を詰めたりする癖が出てしまうかもしれません。このような癖が深く根づいているのは珍しいことではありません。自分を責めないようにしましょう。力が入っていることに気づくたびに、自分の内側にやさしく笑いかけ、緊張を緩めるだけでよいのです。痛みや苦しさを感じるときは、その不快感に息を吹きむようなイメージで呼

吸すると、息を詰める癖も自然と消えていきます。そして、力を抜いてゆったりと息を吐くだけで、かなり楽になります。しばらくこうして呼吸を続けると、次第に緊張が和らいでいきます。これは、精神的な苦しみにも当てはまります。ストレスや不安、落ち込みには、たいていの場合、呼吸の苦しさがついて回ります。この傾向に気づき、張り詰めた心に息を吹き込むように呼吸するだけで、自然と落ち着きと安らぎが生まれるのです。

　だんだんと深く自然な呼吸ができるようになっていくでしょう。このような新しい呼吸の仕方を学んだことが、他の何よりも大きく自分の人生を変えた、と多くの人が話しています。

　呼吸に関する生理学的な背景をもっと詳しく知りたい場合は、以下のウェブサイトをご覧ください。

▶ http://www.breathworks-mindfulness.org.uk/
▶ http://franticworld.com/

瞑想の実践にあたって

　ボディスキャン瞑想はわずか10分で実践できます。そして、これからの1週間のうち6日間、1日に2回実践することが望まれます。最適な時間帯は朝と夜です（昼に行っても問題ありません）。また、毎日同じ時間に行うことも大切です。決まった手順を確立しておけば、元気のないときや、気が乗らないときにも実践を続ける助けになるからです。一般的には、先に55ページのガイダンスをしっかりと読んでおき、その後でCD（トラック1）を聞きながら実践することで、効果的に瞑想を進められます。経験を積むにつれて、違う種類のボディスキャン瞑想を実践したくなった場合にはウェブサイトで確認してください（http://www.breathworks-mindfulness.org.uk/）。

　第3章で紹介した瞑想のやり方をもう一度確認しておくのも効果的です（36～44ページ、「瞑想する時間と場所」「瞑想中の座り方」参照）。実践には暖かく、静かな場所が理想的です。そして瞑想を妨げられないように、あらかじめ準備しておきます。例えば家の人に、いつ自分が瞑想するのかを伝えておき、電話は電源を切るか、留守番電話に設定しておきましょう。

　また、マインドフルネスプログラムを始める際に抵抗を感じるのは、決し

て珍しいことではありません。急に差し迫った用事がたくさん思い浮かんだり、瞑想に時間を割くことに罪悪感が起きたりするかもしれません。そのときは、これは自分が回復して健康に生きていくために確保した自分の時間なのだということを思い出してください。そして、自分が回復に向かうことは、周りのみなのためにもなるのだということも。それでも抵抗を感じるときには、経験者たちが気づいたことを、そっと自分に言い聞かせましょう。多くの場合、マインドフルネスは費やす時間以上に自由な時間を与えてくれる。

なぜならマインドフルネスによって、日々の多くの時間を奪っている、思考や行動のさまざまな悪習を断ち切ることができるからです。こうした悪習は、いたずらな堂々巡りに時間を浪費する原因になっています。心と身体の働きに対する意識が高まるにつれて、自分がどれほど多くの時間を自動操縦の状態で過ごしているかが分かってきます。すると、無意識の悪習から抜け出して、時間を別のことに使えるようになります。プログラムを進めるうちに、家庭でも仕事でも、時間を有効に使えるようになっていくのが実感できるでしょう。

ボディスキャン瞑想

呼吸に特別な注意を払いながら身体のさまざまな部分に意識を向けていくボディスキャン瞑想を行います。

＊準備

できるだけ楽な姿勢をとります。温かく、リラックスした状態で取り組めるように、軽い毛布を身体にかけてもよいでしょう。

多くの人はボディスキャン瞑想を横になって行いますが、この姿勢で心地よく取り組めない場合は、椅子に座っても、立って瞑想してもまったく構いません。瞑想中に強い痛みや不快感を覚えたときは、自由に姿勢を調整してください。このガイダンスは横になって瞑想することを想定した内容になっています。別の姿勢で行う場合には、必要に応じて内

容を読み替えてください。

　できるだけ力を抜いてベッドや床に身体をなじませます。腕は身体の脇に置き、両手をそっとお腹に乗せます。

　肩の力を抜いて、身体が床のほうへ沈んでいくのに任せます。顔も柔らかくリラックスさせて、目は閉じたほうがよければ軽く閉じます。手からも力を抜きます。

　脚は真っ直ぐに伸ばしても構いません。腰に問題があるなら、両膝の下に枕やクッションを置いて負担を取り除くか、脚を腰の幅に開き、膝を曲げて足の裏を床につけるセミ・スパインという姿勢をとってもよいでしょう。自分にとって一番心地よい姿勢を選びます。

　落ち着いてきたら、身体を重力に預け、重みで床や地面のほうへゆったりと沈んでいくのに任せます。

＊スキャン

　お腹の上に置いた手の動きで呼吸を感じ取ることから始めます。息を吸うとお腹が少し膨らみ、息を吐くと少し縮むのが感じられるでしょう。呼吸の仕方を変えたり、無理にコントロールしたりせずに、自然な呼吸に伴うお腹の動きを、ただ感じ続けます。胸の感覚はどうでしょうか。息を吸うと肋骨が膨らみ、吐くと縮むのが感じられるかもしれません。一呼吸ごとに、肺が空気で満たされたり、空になったりするのを胸の中で感じられるかもしれません。

　胸とお腹の間には横隔膜という大きな筋肉があり、身体を上下に隔てるように広がっています。息を吸うと、横隔膜は身体の中で下がっていきます。息を吐くと、上がっていき、肺の下に傘やパラシュートのような形に収まります。横隔膜は生まれた瞬間から死ぬ瞬間まで、休みなく動き続けています。息を吸うのに合わせて下がっていくときは、内臓を緩やかに押し下げ、お腹を外に膨らませます。息を吐くのに合わせて上がっていくときは、内臓が身体の内側に戻っていき、お腹も縮みます。

手の下で、このお腹の動きが感じられるでしょうか。呼吸をただ自然に任せ、その動きを感じ続けます。

　そして、呼吸に伴う身体の動きが、さらに下の骨盤の底にまで及ぶのが感じられるでしょうか。骨盤の底とは、前後に泌尿器と肛門、左右にお尻のあるダイヤモンド形の部分です。骨盤の底への呼吸の影響はとても分かりにくいので、何も感じられなくても気にすることはありません。それでも実践を続けるうちに感覚が鋭くなり、息を吸うとわずかに広がり、息を吐くとわずかに縮んでいるのが感じられるようになるかもしれません。すると骨盤の底全体がいくらか緩んで柔らかくなるでしょう。この動きははっきりと目に見えたり、筋肉で動かしたりするものではありません。静かな海のうねりを感じ取るように、感覚でしか捉えられないものです。

　次に、お尻に意識を向けます。力が入っていることに気づいたら、それを意識するだけで自然と緊張が解けて、お尻がベッドや床に柔らかくなじむのが分かるかもしれません。

　次に、意識を腰に向けます。そして背中の中央、上部へ。床やベッドに支えられた自然な背骨の曲線や、背中の形を感じ取りながら、意識を移していきます。

　次に、背中全体を意識します。そのどこかで呼吸を感じ取れるでしょうか。横隔膜の動きの影響が及ぶのは、身体の前面だけではありません。呼吸に伴って背中側に何が感じられるか、意識してみます。何を感じるでしょうか。呼吸による身体の動きが腰にまで及んでいるのを感じるかもしれません。腰に痛みや不快感があるときは、思いやりに満ちた穏やかな呼吸を向けて、痛む腰をやさしく包み込むようにほぐすことができるでしょうか。大切な人が困っていたら自然とやさしくするように、自分自身の苦しさに対しても思いやりを持って接してみます。

　肋骨の動きが背中側でも感じられるでしょうか。息を吸うと膨らみ、息を吐くと縮みます。肋骨や肺が身体の前面だけでなく背面にも及んで

いることを、少しの間、意識してみるとよいでしょう。このように意識するのは初めてかもしれませんが、呼吸で背中側が動くのを感じられると、自然と心が落ち着くかもしれません。

　次に、肩に意識を移します。肩の力が抜けて下がっていき、ベッドや床にしっかりと支えられるのを感じます。腕も力を抜いて、肩からゆったりと下ろします。意識を上腕、肘、前腕、手へと移していきます。そして指の中へと注意を移します。しばらく、そのまま指の感覚に意識をとどめます。

　では、腕に沿って意識を上に戻し、喉や首の後ろ、首の側面に注意を向けます。顔や頭全体を感じます。首の力を抜いて、頭の重みをすべてクッションや枕に預けられるでしょうか。

　顔には何を感じますか。緊張している部分があったら、そこに意識を向けることで、自然と緩んで柔らかくなるかもしれません。唇、舌、頬、目が柔らかく緩むのを感じます。

　口の奥や喉を緩められるでしょうか。そうすると楽に息が通るようになります。顎も少し緩めて、歯を食いしばらないようにします。すると口の周りが少し楽になり、息が通るのを感じやすくなります。

　では次に、意識を身体の下のほうへと移していき、股関節の辺りに注意を向けてみます。ゆったりと脚の力を抜いて、膝を伸ばしていても、曲げていても、脚の重みを重力に任せ、ベッドや床に預けます。意識を太腿の前面、背面、側面へと移していきます。

　意識を膝、脛やふくらはぎ、足首、足の裏、足の甲へと下ろしていきます。つま先の内側まで意識を移すことができるでしょうか。何を感じるでしょうか。強い感覚、鈍い感覚、あるいはしびれを感じるかもしれません。何を感じるかは問題ではありません。大事なのは、それに気づいていることです。

　それでは、意識を身体全体へと広げていきます。脚、胴の前面・背面・側面、腕、首、そして頭へ。

全身で呼吸を感じられるでしょうか。とてもゆったりとした動きで、息を吸うと身体が膨らみ、息を吐くと縮んでいます。痛みや不快感があるときは、自然な呼吸の穏やかなリズムで、その部分をやさしくほぐし、楽にしていきます。呼吸を穏やかなやさしい気持ちで満たします。

　自然な呼吸に伴って、身体に起こる絶え間ない動きをただ感じ続けていると、感覚もまた、絶え間なく変化しているのが分かるかもしれません。私たちが「痛み」や「不快感」だと考えているものも、実は一瞬一瞬変わり続け、生まれては消えていく感覚です。そして、一度に感じられるのは、いつでも今この瞬間の感覚だけなのです。「痛み」も「不快感」も、普段私たちが考えているほど固定的なものではありません。感覚もまた、呼吸と同じように移ろい続けているのが分かるかもしれません。全身の感覚が呼吸とともに一瞬一瞬変わり続け、移ろっていくのを感じながら、穏やかで、やさしく、思いやりに満ちた呼吸を続けます。

✻ 終わりに

　では、ゆっくりとボディスキャン瞑想を終了します。目を開けて、少しずつ注意深く身体を動かします。徐々にその日の活動へと注意を戻しながらも、変化していく身体の感覚に対する、柔軟な意識を保つように心がけるとよいでしょう。何をしているときも、経験をやさしく穏やかな呼吸で満たします。

駆け回る思考

　ボディスキャン瞑想は心を静かな池のように落ち着かせてくれたでしょうか。あるいは思考が野牛のように心の中を駆け回るばかりだったでしょうか。瞑想中に心がさまようのは、ほとんどすべての人に起こる、ごく自然なことです。それは心の性質なのです。ステッフェンはそれが分かるまで、繰り返し自分に言い聞かせなければなりませんでした。「瞑想は成功や失敗が

あるようなものじゃない、と先生が言っていたのを思い出しました。心がさまよっているのに気づくのは、マインドフルネスが自分の中に根づき始めている証拠です。これは何度も何度も何度も、自分で経験しなければ学べないことでした」

　ステッフェンが学んだように、心がさまよっていることに気づくそのときが、マインドフルネスの瞬間なのです。それは自動操縦に頼るのをやめて、もっと物事を明晰に見通し、賢明に対応できる、思慮深い心の状態に近づいていることの表れです。実践を続ければ、こうした明晰な気づきに出会う「奇跡の瞬間」が増えていき、自然な意識の流れの中で起きるようになります。すると、脳内の痛みのネットワークが静まり、苦痛が和らいでいきます。また、こうして痛みの回路が静まると、いつも過去にとらわれたり、未来の空想にふけったりするのではなく、生活の中で出会うことにあるがままに気づけるようになります。結果として、ストレスや不安の波に「溺れる」ような気持ちも治まっていきます。

　前述のように心がさまようときには、できる限り意識を身体や呼吸に向け直します。自分に対して、できるだけ理解を持って接しましょう。心は本来、繰り返しさまようものです。心が本来のあり方に従って動くのを責めても、得るものはありません。それよりも、心を味方につけましょう。心の好奇心を利用して、身体や呼吸に意識を向け直すのです。絶え間なく身体を巡る生命の流れの中に何が見つかるか、心に問いかけてみましょう。このアプローチは、アメリカ中西部で野生馬を調教する際の2つの方法を例にとるとイメージしやすいでしょう。

忍耐と野生馬

　野生馬を調教する1つの方法は、その心をくじいてしまうことです。調教者に従うようになるまで、柱につなぎ、ぐいぐいと荒々しく手綱を引いて無理矢理に服従させるのです。この方法でもしつけることはできますが、馬は不機嫌で疑い深い性格になってしまいます。

　もっと穏やかな方法もあります。野生馬の言葉に耳を傾けながら調教することから「ホース・ウィスパラー」(馬にささやく人)と呼ばれるモンティ・ロ

バーツのやり方です。モンティはあるとき、アメリカの大草原で若い野生馬をしつけました[*2]。その馬は屈強で、無理に従わせようとしていたら、手に負えないほどの激しいぶつかり合いになっていたでしょう。しかしモンティは力に頼るのではなく、その馬がどこまでも走っていくのを、別の馬に乗って追いかけました。行きたいところへ行くに任せたのです。やがて野生馬はペースを落とし、モンティの存在に気づきます。すると、モンティは後を追うのをやめて、反対方向に走り出します。今度はそれに興味を引かれた野生馬のほうが、後からついてきます。そうして2日後には、モンティはその馬の信頼を獲得し、ほんの数時間もすると、その背に乗っていました。

　心がままならない野生馬のように駆け回るときには、モンティがとったようなアプローチを試してみましょう。無理に落ち着かせようとすれば、激しい抵抗に遭います。やがてはその抵抗のために疲れ切ってしまうでしょう。一方、さまよう心を抑えつけず、明晰な意識でその後をついて行けば、自然と心は落ち着いてきます。心の抵抗は、自由に動くのを邪魔されたために起こっているだけなのです。暴れる心も、忍耐強く意識を向けていれば、やがて落ち着きを取り戻します。そうしたら呼吸や身体に注意を戻せば、抵抗していた心もそれに興味を持つようになります。モンティにしつけられた野生馬のように、穏やかで落ち着いていながら、鋭敏で活発な状態になるのです。

　また、心が静まらない理由はそれだけではないかもしれません。これは、とりわけ瞑想中、身体に痛みや大きな負担を感じている場合に言えることです。心が身体の不快感から目を背けるのは極めて自然なことで、絶えず別のことに注意をそらそうとするでしょう。それどころか、心は不快感を意識しないためなら、おそらく力の及ぶ限りどんなことでもします。これは専門的には、嫌悪（aversion）と呼ばれています。不快感に意識を向けて、野生馬のような心の抵抗に遭ったときは、心がどのように動くのか観察してみましょう。思考に注意を向けて、その対象が次々と替わっていく様子を観察します。嫌な記憶を蒸し返し、未来にも同じようなことがあるはずだと考えながら、不安、ストレス、悲しみを生み出していくでしょう。しばらく、思考の展開パターンを注視します。その思考に名前をつけてみましょう。例えば「思考、思考」「不安、不安」「つらい思い、つらい思い」というように。しばらく思

考を観察したら、そっと心を呼吸に向け直し、瞑想を続けます。

瞑想中に起こるその他の問題

　ボディスキャン瞑想を始めると、初めは楽になるよりも、むしろ苦痛が強まることがあります。これもまた良い兆候の1つです。この場合、瞑想中に起こる痛みは、ずっと抱え続けてきた、とても大きなショッピングバッグのようなものだと考えると分かりやすいでしょう。バッグを下ろしたとき、最初に感じるのは何でしょうか。安堵感はあるにせよ、荷物を握りしめていた手を伸ばせば、かなりの痛みを感じるでしょう。これは筋肉や腱や靱帯がみな、自然と緩んで伸び始め、本来の位置関係に戻っていくために起こる痛みです。そのため、しばらくはむしろ苦痛が強まってしまうのです。ボディスキャン瞑想を始めると、時にこうしたことが起こります。リラックスしていく中で、身体は緊張やストレスのない状態になじむ必要があります。痛みや緊張、ストレスのある状態が何年か続いていたのなら、身体の形や各部の位置関係が本来の健全なバランスに戻るには、少し時間がかかるかもしれません。しばらくして身体が本来のバランスを取り戻すと、たいていはかなり劇的に痛みが和らいでいきます。

眠ってしまう場合

　ジェスは瞑想の後、疲れを感じました。クレアは瞑想の途中で眠ってしまうことがよくありました。これらは「問題」ではなく、実は気づきが高まっていることの表れです。心と身体がつながりを取り戻しつつあるということなのです。何年も苦痛を抱えて過ごしてきたのなら、疲れ切っているのは自然なことです。そしてこの疲れが表面化するのは、抱えてきたストレスが消えていくときなのです。この場合、決して自分を責めないでください。睡眠不足をいくらか解消できたことを喜んで、眠ってしまったところから瞑想を再開すればよいのです。瞑想の後に疲れを感じるときは、その状況を受け入れるようにして、少し早めにベッドに入りましょう。しばらくすると、生活の中で失われていた活力が戻ってきたことに気づくでしょう。また、不眠症

に悩まされているのなら、この眠気を利用することもできます。寝る前にベッドでボディスキャン瞑想をして、そのままぐっすり眠ってしまうのです。

パニックになる場合

　トビーが出会ったのは逆の問題でした。瞑想中にときどき不安になり、パニックに襲われることもありました。「静かにじっとしてることに慣れてなくて。ほんとうに嫌でした。けど、すぐに不安は消えていきました」。トビーはゆっくりと息を吐いて、身体の重みを床に預けると「地に着いた」感覚がやってくることに気づきました。それが分かると、部屋でじっとしていても大丈夫なのだと安心できました。また、不安はすぐに過ぎ去っていくものだ、と心の中で自分に言い聞かせました。

日常の中で呼吸を意識する

　1時間に1度、しばらく立ち止まって静かな時間をとりましょう。意識を身体の内側に向けて、呼吸に伴う身体感覚を観察します。息を詰めていることに気づいたら、力を抜いて、もう少し楽に呼吸できるか試してみましょう。また、普段の生活の中でも呼吸を意識することができます。生活の中で、痛みや不快感のために息を詰めていることに気づくたびに、その部分にやさしく穏やかに息を吹き込むように呼吸します。呼吸を緩やかにして、そのときどきに感じる緊張を和らげましょう。

　マイクはこのように呼吸を観察していて、単純ながら奥深いことに気づきました。呼吸が常に変化しているということです。マイクはそのことに興味を引かれていきました。呼吸が絶え間ない身体の動きや感覚の流れと感じられることに、強く引きつけられたのです。そして、これは痛みや不快感にも当てはまることでした。痛みや不快感も常に変化していて、どの瞬間もまったく同じではありません。これに気づいたことで、マイクの痛みとの向き合い方が変わりました。痛みを、いつも変わらない、排除すべき問題と見るの

ではなく、変わり続ける感覚として、リラックスして受け止められるようになったのです。

マイクはこう言います。「みんな、痛みを感じると身構えてしまいます。痛みを怖がって、避けようとするんです。だけど、できれば怖がらないほうがいいんです。痛みを直視するには少し勇気がいりますが、よく観察すると痛みは揺るぎないものでも、変わらないものでもないのが分かります。呼吸も、生活の中で出会う他のものもみんなそうですが、痛みも刻一刻と変化してるんです。それにたいていは、心配するほど悪くはなりません。ぼくの場合、しっかり観察していると、痛みは和らいでいきました。その上、痛みといっても意外に気持ちよく感じることもありました。例えば温かい感じ、ちくちくする感じ、それに適度な運動をした後のような筋肉の張りといった具合です」

痛みを静かに受け入れながら、ただ観察していると、苦痛のあり方が劇的に変化し始めることがあります。痛みを伴う感覚との向き合い方が変わるためです。第2章で触れたように、感覚は変わり続ける天候のようなものだと思えてくるかもしれません。激しい嵐のときもあります。明るい空を隠すように雲が出ていることもあります。それでも、いつも変わらないもの。それは空です。天候は変わっても、空はいつもそこにあります。マイクは自分の心を空、痛みを天候だと思うようになりました。痛みは天候と同じように、いつも変わり続けています。そして時には、雲一つない空が見えることもあるのです。

習慣を手放す：少しの間、自然に接する

自然に接することは、ストレスを和らげ、気分を上向かせるのにとても効果的です。物事をバランスよく見られるようになり、極度に張り詰めた神経さえも癒してくれます。そのため、今週の「習慣を手放す」では、毎日少しずつ時間をとって自然に接しながら、呼吸に伴うさまざまな身体感覚を意識して過ごします。行く場所は、近所の公園や、自然公園、あるいはもう少し冒険したければ、山や海岸まで出かけてもよいでしょう。大切なのは、その

環境をできるだけマインドフルに感じ取ることです。家から出られない場合は、窓から外を見て、実際に外に行くのと同じようにその景色を感じ取るか、あるいは自然の中で過ごすことを想像してみましょう。

自分の決めた場所に着いたら、しばらくその場で感じられることを五感で吸収します。何が見えますか。音や匂いはどうでしょうか。空気の匂いや新鮮さが感じられるでしょうか。土や草、木の皮はどんな感触ですか。粗い、滑らか、柔らかい、あるいは、つるつると滑る感じがするでしょうか。公園のベンチなど、安全と思える場所にいるなら、目を閉じて音に意識を集中しましょう。いろいろな音に耳を傾けます。風の音が聞こえますか。遠くでいろいろな車のエンジン音が聞こえるかもしれません。虫の音、鳥の鳴き声、リスなどの小動物が素早く動く音も聞こえるでしょうか。1つ1つの音が生じては消えていくのを意識しましょう。心の中で、音から音へと素早く意識を移していきます。

腰かけているベンチなどに体重がかかっているのが感じられますか。身体の重みを重力に預けて、少しリラックスできるでしょうか。呼吸に伴う身体の動きが全身——前面、背面、側面——で感じられるでしょうか。呼吸が、周りの音と同じように常に変化しているのが感じられますか。身体の不快感も同じように、時間とともに生まれては消えていくままにしておくことができるでしょうか。身体の感覚も周りで起きていることも、変わり続けるものと感じて、それにとらわれずにいられるか試してみましょう。

身体的に問題がなければ、少し歩いてみましょう。足裏の感覚を感じ取り、筋肉や関節の動きにも注意を向けます。手足がゆったりと前後に揺れる動きを感じましょう。ここで大切なのは、頑張って運動することではなく、マインドフルな意識で歩くことです。

今週はこの「習慣を手放す」の実践を可能なら毎日、少なくとも6日間行います。毎回、好きなだけ時間をかけて構いませんが、10分以上は自然に接することをお勧めします。毎日行うのが難しい場合は、1日だけでも自然の中に行って、できればそこで1時間過ごします。自然はきっと豊かに応えてくれるでしょう。

第5章
第2週：思考を自分と切り離す

Week Two: You Are Not Your Thoughts

　カナダ西海岸、バンクーバーの外れにキャピラノ吊り橋があります。高さ70メートルで非常に幅の狭いこの橋は、風にあおられて身がすくむほど揺れます。1974年に2人の研究者、ドナルド・ダットンとアーサー・アロンは、この橋である実験を行いました。橋の中央に若くてきれいな女性が立っていて、通りがかる男性にアンケートへの協力を求めます。女性はアンケートの後で毎回、協力してくれた男性に自宅の電話番号を教え、その日の晩にこの調査のことをもっと詳しく話せたらうれしいと伝えます。心理学実験にはよくあることですが、この研究は見た目通りのアンケート調査ではなく、別の目的を持って行われていました。それは、激しい心臓の鼓動といった身体感覚の解釈が、私たちの考えること、感じること、そして行動の仕方にどう影響するかを調べることでした。

　実験の結果、キャピラノ吊り橋で連絡先を教えられた男性の半数が、その晩女性に電話をかけたのに対して、もっと安定した橋で同じ調査を行うと、電話をかけたのはわずか8人に1人でした。これはキャピラノ吊り橋で調査を受けた男性が、手の平の汗ばみ、心臓の鼓動の高まり、膝の震えといった身体の反応を、女性への性的興奮と勘違いしたために起きたことでした。恐怖感を欲望と取り違えたのです。心理学ではこれを「興奮の誤帰属」と言います。このように、私たちはさまざまな身体感覚や感情を誤って解釈することがあります。

　この実験から、人間の内面生活の意外な一面が見えてきます。私たちは身体感覚を独立した、客観的な「出来事」として経験するだけでなく、自分なりの「意味」を与えることで、自らの感情的な枠組みに取り込んでいるので

す。こうした意味づけは、私たちの頭に浮かぶ思考にも影響します。なぜなら、思考、身体感覚、感情はどれも、密接に結びついているからです。互いに影響し合い、しばしば意外な展開の仕方で、ひどく悩ましい方向へと向かっていきます。例えば、不安、ストレス、抑うつ、強い疲労感があると、身体に痛みが起きたり、それを強く感じたり、その不快感が過度に強まったりすることを示す研究があります。こうした研究成果は、単に学問的な関心に応えるだけでなく、苦痛から抜け出す方法をも示しています。なぜなら、マインドフルネスでストレスや感情的な苦しみを和らげられれば、身体の苦痛も大幅に軽減できるからです。ここでは、そのメカニズムを見ていきましょう。

感情の悪循環

　感情が起こり、自覚されるまでにはいくつかの段階があります。恐れを例に説明しましょう。私たちは脅威を感じると、自然と心拍数が上がり、身体を緊張させて、闘うか、逃げるか、あるいは凍りついたように身をすくめてそれに対処する準備をします。この無意識に起こる「闘争―逃走―凍結」反応は、とても興味深い働き方をします。というのも、闘うか、逃げるか、凍りつくかの選択には脳だけでなく、身体が深く関わっているからです。例えば、身体は危険を察知すると、心拍数が上がり、全身で次の行動に備えます。すると脳はこうした身体の反応――揺れる橋を渡っているときの激しい心臓の鼓動など――を感じ取り、感情的な反応を引き起こします。私たちはこの感情を自覚して、多くの場合、それを恐れ、怒り、心配、愛情などの言葉で理解します。この一連のプロセスは切れ間なく、あっという間に起こるので、全体で1つの反応のように感じられます。つまり、さまざまな身体的反応が渦を巻いていても、結果的に私たちが自覚するのは感情だけなのです。私たちは恐れや愛情や怒りには気づいても、その裏でホルモン分泌が増加し、血圧が上がっていることはあまり意識しません。特に問題のない単純なプロセスのようにも見えますが、キャピラノ吊り橋での実験のように、時に私たちが身体感覚を誤って解釈し、別の感情と取り違えてしまうことを考えると、

事情は変わってきます。

　ほとんどの場合、心は身体感覚を正しく解釈できます。「ほとんど」というのは、何年も慢性の痛み、病気、ストレスを抱えている場合には、この限りではないからです。痛みを例に考えてみましょう。何年も慢性痛を患っていれば、脳はほんのわずかな兆候も見逃さないほど、痛みに敏感になっています。痛みが悪化して最悪の事態になるのを避けるために、その最初の兆候に目を光らせているのです。脳は痛みらしきものを感じると、それを詳しく確認するために感覚のボリュームを最大にするとともに、事態に対処できるように身体を身構えさせます。このストレス反応によって身体に緊張が起こり、うずき、痛み、病気、けがなどが悪化します。すると、そのせいで身体はますます痛みに敏感になっていきます。これが悪循環の引き金となって、二次的苦痛が手に負えないほど膨らんでいくのです。

　その上、こうした反応は脳に刻み込まれ、やがてすべてを「痛みのレンズ」を通して見るようになります。どこまでも痛みを感じやすくなっていき、実際にそれを感じるときには、必要以上に激しいものになってしまうのです。こうして痛みの解消は遠ざかっていきます。いわばこれは、脳の中で苦痛を感じることが自動化され、習慣になってしまった状態です。この変化は脳スキャンでも確認できます。何年も苦痛を抱えている人は、脳内の「痛み神経回路」の組織が通常よりも増えています。痛み神経回路は、脳内で自覚的な痛みをつくり出す部分です。慢性痛を抱える人の痛み神経回路は、筋肉がエクササイズに順応するのと同じように、組織を大きく、強くして痛みに順応しているのです。まるで、長年苦痛を抱えてきたことで「痛みの筋肉」が大きくなり、手際よく苦痛を感じられるようになってしまったかのように。

　だからといって、痛みは本人の責任だとか、空想の産物だとか、「作り話」なのだということではありません。事実は正反対です。私たちが感じるのは、疑いなく現実の痛みです。ここで、脳が痛みを知覚するメカニズムを説明するのは、苦痛をなかったことにするためでも、「大したことではない」のだと納得していただくためでもありません。苦痛の解消を妨げている固い結び目を、マインドフルネスでどのように解きほぐせるのかを理解していただくためです。それが分かったとき、私たちはすでに、痛み、苦しみ、ストレス

の大部分を取り除く方向へと歩み始めていると言えます。

　私たちが苦痛を感じるとき、そこには感情と身体感覚だけでなく、意識的な心も関わっていることがあります。痛みがあれば、心は自然な反応として、それを解消しようとします。すると、心に備わった機能の中でも特に強力な、合理的・批判的思考が動き出します。それは次のように働きます。まず、現状（痛みがある）と、なりたい状態（健康で、痛みがない）を認識します。次に、両者の隔たりを分析して、それを埋めようとします。このとき、心の「することモード」（Doing mode：問題を解決することや仕事をこなすことに優れた心の働きなので、心理学ではこのように呼ばれます）が動き出します[*1]。「することモード」は現状と、なりたい状態の間の隔たりを段階的に埋めていこうとします。まず、問題を細分化し、小さく分けた1つ1つの問題を分析・解決します。その上で元の問題を見直し、実行した解決策によって目標に近づくことができたかを確認するのです。

　「することモード」はたいていの場合、気づく間もないほど、あっという間に動き出します。この働きは驚くほど強力で、非常に多岐にわたる問題の解決に役立っています。例えば、ある街を通って間違えずに目的地にたどり着くことや、忙しい仕事のスケジュールをうまく調整することに。あるいは、もっと高度なレベルでは、エンジニアが従来よりも燃費のよい車を開発していくことや、医師が病気の治療をするのにも力を発揮しています。

　このように「することモード」が人類に備わった力の中でも、特に大きな意味を持っているのは間違いありません。そのため、これを痛みの解消にも活かそうとするのは至って当然です。ところが、慢性の苦痛に関して言えば「することモード」は最悪の対処法なのです。現状となりたい状態の隔たりに注意を集めることで、それを際立たせてしまうからです。医療的にできることをすべて試みた上でそれを埋められなければ、心は八方ふさがりになるでしょう。そして、その埋められない隔たりに心をとらわれていき、罠にかかったウサギのように逃れるすべを失った結果、次々と浮かぶ厳しい質問を浴びせて自分を苦しめることになってしまうのです。「なんでこんなに痛いんだよ？　今度はなんで痛み出したんだ？　前よりもひどくなってるんじゃないのか？　痛いよ。今度は一体、何をしたのがいけなかったんだろう？」

こうした、どのようにでも答えられる疑問は、不安、ストレス、抑うつを悪化させることがあります。エネルギーを奪われ、不安定で絶望的な気分になります。それだけでなく、心はこうした疑問に触発されて、最悪の不安への想像をどこまでも膨らませていってしまうのです。ついにはこんな思いが浮かんでくるかもしれません。「どこまでも悪くなる一方だ。……何が起きてるのか分からない。……何が起きてるのか、誰にも分かってないんだ。……もう人生はめちゃくちゃだ。きっともう二度と良くならない。……たぶん、このまま死ぬんだ、それなのに誰もそれに気づいていない。……いや、気づいてるのに教えないつもりなんだ」

　不安が不安を呼び、それがまた新たな不安へと際限なくつながっていきます。知らぬ間に、憂うつで感傷的な思考の迷路に迷い込んでいるかもしれません。こうした悪循環は、それ自体が耐え難く心を苦しめるだけでなく、心と身体の働きに問題を起こします。心の苦しみが身体の苦痛を悪化させ、その影響で、心の苦しみがますます耐え難いものになります。この悪循環はどこまでも続いていき、やがてはエネルギーを使い果たし、疲れ切ってしまうのです。

　ただし、別の道もあります。

　慢性の健康問題や、ストレスに苦しんでいれば、身体に不快な感覚が起こること自体は止めようがありません。しかし、その次に起こること、つまり痛みの悪化につながるネガティブな思考や感情の連鎖は止められます。苦痛との関わり方を変えることは可能なのです。それができれば、苦痛は消えていきます。そのためには「することモード」とは異なる力を利用する必要があります。私たちは「することモード」に頼りすぎていて、自分に気づきが備わっているのを忘れがちです。思考のフィルターを通して世界と関わることに慣れすぎて、意識という素晴らしい力を忘れているのです。人は自分が今考えているのだと気づくことができます。科学者がメタ認知と呼ぶこの心の働きによって、思考のレンズを通さずに、物事を直に感じ取れます。見晴らしの良い山頂から眺めるように、思考や感情の雲に遮られずに、心の動きをあるがままに見られるのです。心理学では、これを心の「あることモード」（Being mode）と呼びます[*2]。

「あることモード」によって、痛みや苦しみと距離を置くことができます。そしてこれは、苦痛のことを考えすぎる癖を断ち切る力になります。思考がフィルターや歪んだレンズのように視界を遮るのを防ぎ、不安、ストレス、抑うつ、さらには痛みの悪化につながる悪循環を止められるのです。

「あることモード」は「することモード」と比べて優劣があるわけではなく、単に異なる働きです。それは思考よりも大きく、思いやりがあって、多くの場合、賢明でもあります。何千年もの間、人々は「あることモード」を培うことを学んできました。そしてマインドフルネス瞑想を実践することで、私たちの誰もが同じ力を育めるのです。

> 厳しく善しあしを決めつけず、今この瞬間、あるがままの物事に
> あえて、やさしい気持ちで注意を向けることを学ぶとき、
> マインドフルな意識──マインドフルネス──は
> この「あることモード」から生じる。

マインドフルネスによって物事──そして自分の苦痛──を、期待や不安を通してではなく、あるがままに見られるようになります。すると、驚くべきことが起こります。痛みが和らぎ始め、時には完全に消えてしまうのです。苦痛が残ったとしても、それまでとは比較にならないほど楽になることが研究によって示されています[*3]。

ここで説明したことのいくつかは、今の時点では少し漠然とした印象を与えるかもしれません。だとしても、心配しないでください。これまであまり「あることモード」に触れずに過ごしてきたのなら、それがどんなものか分からなくなっていても不思議ではありません。それでもプログラムを進めるにつれて、もう少しはっきりとつかめるはずです。それを「信じる」必要はありません。苦痛を和らげるのに必要なのは、実践を重ねることだけなのです。

「することモード」と「あることモード」の主な特徴

1.「自動操縦」対「意識的な選択」

　「することモード」は、習慣をつくって生活を自動化するのに優れた力を発揮します。こうした習慣は、食器洗いや車の運転といった、繰り返し行う作業にとても役立ちます。習慣によって、心に「空きスペース」が生まれ、同時に別のことができるようになるからです。しかしそのために、時には生活のすべてが自動化し始め、現実の世界ではなく、自分の頭の中だけで生きるようになっていくこともあります。習慣によって自動化するのは思考、感情、感覚にとどまらず、振る舞いや人との関わり方、さらには世の中全般との関わり方にまで及びます。場合によっては生活のすべてが、ほとんど意識を介さずにどこまでも続く、習慣の連続になってしまうかもしれません。そして苦しみを感じることさえ習慣になります。一方、「あることモード」は、しっかりと物事を感じ取る意識的な気づきへと私たちを連れ戻してくれます。それは、あらゆる感覚とのつながりを取り戻す力になります。周りの世界のことを単に頭で考えるのではなく、直に感じ取るのです。こうした意識によって習慣がほどけていき、自覚的に充実した生活を取り戻すことができます。

2.「分析する」対「感じる」

　「することモード」は物事を分析します。これは、思考、計画、記憶、比較、判断といった働きを担っています。これらはとても重要な力ですが、あまりにも頼りすぎると、思いがけない問題を引き起こすことがあります。自分の頭の中だけで生きるようになり、現実の世界を感じられなくなってしまうのです。こうした「考えすぎ」の傾向は、ときに致命的に心を狂わせ、心と身体の苦痛を悪化させます。これが不安、ストレス、抑うつ、疲弊を引き起こす根本的原因の1つと言えます。こうした精神的な苦しみは、ことによると身体の苦痛をさらに悪化させ、無限の悪循環に陥ってしまいます。一方、マインドフルネス、つまり「あるこ

とモード」はまったく異なる方法で物事を捉えます。感覚に意識を向けて、物事を直観的に把握するのです。それは、過去にとらわれず、未来を思い煩うこともなく「今この瞬間に生きる」力になります。これによって「考えすぎ」の疲れた心が軽くなり、活力を取り戻すことができます。

3.「回避」対「接近」

「することモード」は目的だけでなく「アンチ・ゴール」(回避すべきこと)を念頭に置いて働くことがあります。これは問題解決には極めて有効な手段です。例えば、ある街を通って目的地を目指すとき、どの場所を避けて行くべきかを知っておけば役に立ちます。ただし、慢性の痛み、苦しみ、ストレスにこのように対処すれば、問題を悪化させる原因になります。苦痛やストレスを避けるために、未来の不安や心配事を余計に意識してしまうことになるからです。不安や心配事ばかりに目が行き、やがて心を奪われてしまいます。これが二次的苦痛の本質です。

「あることモード」は不安や心配事に近づいていく心の余裕と勇気を与えてくれます。これによって、不安や心配事を消していくことができます。心や身体が手のつけられない状態にあっても、そこに思いやりに満ちた関心を向けるように促してくれるのです。それは「心配するな」「痛みを感じるな」と呼びかけてくるのではなく、心や身体の苦痛に、温かい意識を向ける力になります。温かく穏やかな心で苦痛を包み込めば、最悪の不安はめったに現実にならずに、そのまま消えていきます。

4.「闘う」対「受け入れる」

「することモード」は現実の世界を夢や希望、あるいは恐れや悪夢のような、頭の中の世界と比較します。そして自分の望む世界と現実の世界の隔たりに注目し、それを埋めようとします。逆に「あることモード」は世界をあるがままに受け入れます。それは諦めではなく、現状をただそのまま受け入れる、あるいは見極めることなのです。これによって、心と身体は落ち着きと健康を取り戻していきます。

5.「思考は動かぬ現実」対「思考は心の出来事」

「することモード」では、思考や見解は通貨のように働きます。ある思考を土台にして新たな思考を生み出し、その上にまた新たな思考を発展させていきます。また、物事に関するさまざまな見解を生み出しては、それを心の中で検証します。これもまた問題解決には非常に有効な手段ですが、心はこの見解を現実と取り違えてしまうことがあります。これに対してマインドフルネスは、思考は思考でしかないことを明らかにします。思考は心の中で起こる一過性の出来事に過ぎません。この世界や、私たちの苦痛を正確に表していることもあれば、そうでないこともあります。多くの場合、考えることや、考え出した見解には価値がありますが、常にそうだとは言えません。思考は「自分自身」でも「現実」でもないのです。そして、必ずしも正しいわけでもありません――たとえそのように感じられたとしても。言葉を換えれば「あることモード」とは、思考を通してものを見るのではなく、思考に対して目を向けることなのです。

バランスを取り戻す

「することモード」と「あることモード」はどちらも心の大切な働きですが、それぞれ異なる役割を持っています。西洋では昔から「することモード」ばかりが重視されてきた結果、過剰に発達しています。いわば、ボディービルダーが全力で片脚を鍛え、もう一方の脚を無視してきたようなものです――鍛えた脚はとても素早く動くでしょうが、その場で円を描くように走ることしかできません。マインドフルネスは失われたバランスを取り戻す力になるのです。

あるがままの自分を生きる

前章で紹介したマインドフルネスプログラム第1週の実践は、心と身体を1つに戻すプロセスの始まりでした。すでに、呼吸や身体感覚が常に変化し続けていることは理解されているでしょう。痛みもまた、他のあらゆる感覚

と同様、一定の状態を保っているわけではなく、常に変わり続けています。そのため、一度に感じる必要があるのは、いつでも今この瞬間の痛みだけなのです。これに気づくことが一次的苦痛と二次的苦痛の違いを感じ取る第一歩です。そして、この違いが深く心に染み込むにつれて苦痛が和らぎ、不安、ストレス、抑うつも消えていきます。

次のステップでは、このプロセスをさらに深めていきます。マインドフルネスの1つの核心は、一瞬一瞬の経験を適切に把握する意識を養うことです。身体の感覚と同様に、思考や感情も常に変化し続けています。そのどこまでも続く頭の中の「おしゃべり」が、心の「することモード」の働きです。一方、おしゃべりの「話題」に巻き込まれずに、明晰な意識で「外から」観察するのが「あることモード」の働きなのです。苦しみを生み出すのはたいてい、この頭の中のおしゃべりですが、その具体的な内容に心を奪われずに、それが移り変わっていく様子をただ観察していると、痛みやストレスは徐々に消えていきます。内面で展開するこのプロセスを観察していると、心は驚くほど自由になります。そして、痛みは日々自分に起きていることの一部でしかないのが分かってきます。不快なのは間違いありません。それでも、生活のすべてではありません。

「する人」(human doing) ではなく「ある人」(human being) として生きる

私たちのコースを受講したシーラが、マインドフルネスを通じて、何かを「する人」ではなく、ただ「ある人」として生きるようになった体験を共有してくれました。

「わずか2年の間に、脳腫瘍、脊椎腫瘍、骨粗鬆症、進行性の肺疾患と、身体に次々と問題が見つかり、生活が一変しました。それまで私はフルタイムで忙しく働きながら、いろいろな趣味も持っていましたが、病気が見つかってからはほとんど外出できず、大量のモルヒネで痛みを抑える生活になりました。でも、何よりつらいのは、脳腫瘍のせいで耐え難いほどの疲れを感じることです。

私はいつも何かに『追われる』ように、やるべきことを次々とこなしてきました。けれど、自分にあてがってきた日々のやることリストは恐ろしく過密で、今の私のような病人にはまったく非現実的なのが分かってきました。リストの中のいくつかを何とかこなしては、できなかったことが目について、ますますイライラが募ります。健康のためのマインドフルネスコースを受講したのは、単に痛みをコントロールするためでしたが、このプログラムのおかげで人生観そのものが変わりそうです。これまでとは少しずつ生き方を変えて、自分のやり遂げたことを数えるよりも、本当の意味での人生の幸せに目を向けなければならないんじゃないかと思い始めています。

　今週、マインドフルネスのインストラクターから、もっとゆとりを持って無理のない活動の仕方をするように言われました。こうした中で、私は何が・できる・からでもなく、ただ私で・ある・だけで愛され、支えられているんだって感じられることが分かってきました。生まれて初めて、分かってきたんです。私は何かを『する人』じゃなくて、ただこうして『ある人』なんだって！

第2週の実践

- 10分間の「ボディスキャン瞑想」（55ページ参照、付属CDトラック1）を、1週間のうち6日間実施。
- 10分間の「呼吸瞑想」（79ページ参照、付属CDトラック2）を、1週間のうち6日間実施。この瞑想は、できればボディスキャン瞑想とは別の時間帯に実践します。また、心と身体を落ち着かせるために、この瞑想の直前にボディスキャン瞑想を行うのも効果的です。その場合もボディスキャン瞑想は、その日の別の時間帯にもう一度実施します。
- 習慣を手放す：しばらくの間、空を観察する（87ページ参照）。

呼吸を意識の錨とする

　今週実践する「呼吸瞑想」では、自分の心の観察を通して「することモード」の働きを明らかにしていきます。この実践によって、心が自ら混乱に陥り、不必要な苦しみを生み出す様子が見えてきます。この瞑想で思考を観察する——思考を通してものを見るのではなく、思考に対して目を向ける——ことにより、痛み、ストレス、不安の色を帯びたレンズを通さずに、物事を直に感じ取れるようになります。これは「あることモード」の働きで、思考や行動の習慣化によって大きな苦しみを生み出している自動操縦から私たちを解放してくれます。多くの人が、このスキルはプログラム全体で身につけた中でも、特に重要な力だと言っています。

　呼吸に意識を集中することで、なぜこれほど大きな効果が得られるのでしょうか。

- 第1の理由は、痛み、病気、ストレスにも、呼吸と同じように向き合えばよいのだと分かることです。私たちにできるのは、今この瞬間の呼吸だけであり、過去や未来のために息をすることはできません。過去や未来の呼吸はただの想像であって、実際の体験ではありません。呼吸には今この瞬間しかないのです。そして痛みや苦しみにも、同じように向き合うことができます。一度に経験するのは、今この瞬間の痛みだけでよいのです。ところが苦しみは、過去のつらい記憶を思い出したり、今の苦痛を未来に重ね合わせたりすることでひどくなります。苦痛の詰まった酸素ボンベを背負っているかのように、苦しみを持ち歩いてはいないでしょうか。しかし、呼吸に注意を向けることで、今この瞬間に意識を戻し、日々の経験にこれまでとは少し違った向き合い方ができるようになります。そしてこれによって、やがては一次的苦痛と二次的苦痛を見分けられるようになっていくのです。

- 第2に、一瞬一瞬変化していく呼吸が意識の錨となることです。呼吸に注意を向けることで、心がさまよったときに気づき、呼吸に伴う穏やかな身体の動きを、意識を引き戻す錨として利用することができます。そうして

いると、徐々にマインドフルな意識が強まり、心と身体が別々のものではなく、互いに結びついて1つになります。こうした意識はこの先のプログラムを進める上での土台となります。
- 第3に、呼吸によって、いつも状況をコントロールできていなくてもよいのだと分かることです。呼吸は自然に起こります。私たちが誰なのか、何をしたいと思っているのかなど、ほとんど関係ありません。肩の力を抜いて、人生に起こることをそのまま受け入れればよいのです。状況をコントロールしなくてもよい——だからコントロールを失うのを恐れる必要もない——と思えるだけで心が自由になり、ストレスは消えていきます。やがて、こうした心の穏やかさはどこにいても保てるようになります。なぜなら、呼吸はいつでも私たちとともにあるからです。
- 第4に、物事を「片づけて」しまいたい、という根強い衝動に気づけるようになることです。焦って解決しようとせずに、ただ呼吸に意識をとどめていると、物事の大部分はすぐに対処する必要がないのが分かってきます。自然な展開に任せておけばよいこともあるのです。物事をそのままにしておけるようになることも、それ自体、生きていく上での大切な力です。
- 第5に、感情を敏感に察知するセンサーとして、呼吸を利用できることです（第4章、51ページ参照）。ストレス、不安、痛みがあると、気づかないうちに長く息を詰めてしまうことがあります。また、呼吸が浅く早い状態と、深く苦しい状態を行き来してしまうこともあります。呼吸はあらゆる感情の影響を受けていますが、私たちはたいてい、それに気づいていません。自分の感情のありように注意しながら呼吸を意識していると、呼吸の感覚を利用して、問題を早期に発見できるようになります。そして、二次的苦痛が起きる最初の兆候に気づけるようになります。毎日同じタイミングで呼吸に意識を向けるだけで、不安、ストレス、抑うつ、疲弊を防げるのです。

瞑想の実践にあたって

今週は2種類の瞑想を実践します。1つは先週と同じボディスキャン瞑想（付属CDトラック1）、2つ目は呼吸瞑想（トラック2）で、どちらも実践に必要な

時間は約10分です。それぞれを1日1回以上、時間帯を分けて実施することを推奨しています。例えば、呼吸瞑想を朝に、ボディスキャン瞑想を夜に、それぞれ行います。実践するタイミングはいつでも構いませんが、毎日同じ時間に行うことをお勧めします。

また、第3章で紹介した瞑想のやり方をもう一度確認しておくのも効果的です（36～44ページ、「瞑想する時間と場所」「瞑想中の座り方」参照）。実践には暖かく、静かな場所が理想的です。できれば、瞑想を妨げられないように、あらかじめ準備しておきましょう。例えば家の人に、いつ自分が瞑想するのかを伝えておき、電話は電源を切るか、留守番電話に設定します。

先週と同様、先に瞑想のガイダンスをしっかりと読んでおき、その上で該当の音源を聞きながら実践することで、効果的に瞑想を進められます。今週は音源のガイダンスが終わった後も、しばらくそのままの姿勢で瞑想を続けてみるのもよいでしょう。多くの人は、ごく自然にそうしています。ただし、そうするかどうかはまったくの自由です。できなかったとしても決して自分を責めたり、罪悪感を抱いたりする必要はありません。また、心と身体を落ち着かせるために、呼吸瞑想の直前に、ボディスキャン瞑想を行うのも効果的です。こちらも、瞑想の経験を深めるために、任意で行ってください。デジタルオーディオプレーヤーをお持ちなら、そのためのプレイリストを作っておくと便利です。ただしその場合も、2つ続けて行う瞑想を1回の実践と考え、その日の別の時間帯にもう一度ボディスキャン瞑想を行います。なお、ウェブサイト上で、別の種類のボディスキャン瞑想および、呼吸瞑想を紹介していますので、よろしければご覧ください。

▶ www.breathworks-mindfulness.org.uk
▶ www.franticworld.com

呼吸瞑想

できるだけ楽な姿勢をとります。この瞑想は一般に、座って行うのに適していますが、どんな姿勢をとっても構いません。立って、横になっ

て、座って、あるいは歩きながらでも実践できます。このガイダンスは座って瞑想することを想定した内容になっています。別の姿勢で行う場合には、必要に応じて内容を読み替えてください。

　背骨が自然なカーブを描くように、背筋を伸ばして、余分な力を抜いて椅子に座ります。意識がはっきりとさえわたり、落ち着きと自信が感じられて、かつリラックスした姿勢を心がけます。

　身体から力を抜いて重力に任せ、体重を床に預けます。目を閉じたほうが心地よければ、軽く閉じます。こうすると、外からの刺激が減るため、心が静まって落ち着きやすくなります。

＊瞑想

　呼吸に伴う身体の感覚に、ゆっくりと意識を向けていきます。呼吸を一番強く感じるのはどこでしょうか。何かを期待する気持ちを捨てて、善しあしを判断せず、実際に経験していることに注意を向けます。

　ではゆっくりと、胴全体を意識します。息を吸うとお腹が少し膨らみ、息を吐くと縮んでいるのが感じられるかもしれません。呼吸に伴う身体の動きや感覚が、脇や背中側でも感じられるかもしれません。だんだんと深く身体を感じていきながら、呼吸の間、経験することに、思いやりに満ちた関心を向けていきます。起きていることはなんであれ、それをただそのまま受け入れます。呼吸に伴う身体の動きや感覚を、一瞬一瞬ただそのまま、細やかに感じ取るように心がけます。力んだり、無理にコントロールしたりしないように気をつけます。呼吸に伴う自然な身体の動きを感じながら、起きていることをただそのまま受け入れます。やさしさと穏やかさに満ちた呼吸で、ゆったりと身体が揺れ動きます。ストレス、痛み、不快感があれば、それを呼吸で和らげます。

　今度は思考や感情に意識を向けてみます。瞑想は心を真っ白にすることでも、空っぽにすることでもありません。考えが浮かぶのは自然なことです。瞑想は身体や心に実際に起きていることへの気づきを育むト

レーニングです。これによってだんだんとものの見方が変わり、それまでとは違った生き方が選べるようになります。思考や感情を通してものを見るのではなく、思考や感情に対して目を向けられるでしょうか。考えていることや感じていることを抑えつけず、かといって、その中に迷い込んだり、のみ込まれたりもせずに、そこに意識を向ける感覚が分かるでしょうか。

　どれほど真実味があったとしても、思考は事実ではありません。思考や感情を客観的に捉える意識を養いながら、繰り返し浮かんでは心のエネルギーを奪っていく思いや気持ちから距離を置いて、それらに溺れずにいられるでしょうか。思考や感情も、呼吸とまったく同じように、刻一刻と変わり続けていきます。その様子を観察してみます。思考はそれほど固定的なものでも、変わらないものでもありません。

　呼吸に伴う身体の動きと感覚を錨として、何度も何度もそこに心を引き戻しながら、吸う息、吐く息を始めから終わりまで観察し続けます。意識は繰り返しそれるでしょう。そのたびに、ただそれに気づいて、呼吸という錨に心を引き戻します。何度も、何度も、そのたびごとに、自分自身に、とてもやさしい、忍耐強い気持ちで向き合います。心が100回さまよって、そのたびに意識を引き戻さなければならなかったとしても、それでよいのです。それこそがこの実践の本質です。心がさまよっていたと気づくたびに、意識が目覚める奇跡の瞬間が訪れているのです。それは脇道にそれていた心が目を覚ます瞬間であり、意識的な選択の瞬間なのです。意識をずっと呼吸にとどめていられるのが瞑想の成功であるように、心がさまよっていたことに気づくのもまた、決して失敗ではなく、この実践の成功なのです。

　何を感じるでしょうか。何が頭に浮かんでいるでしょうか。起きていることにただ気づき、何度でも、何度でも、意識を呼吸と身体の感覚に引き戻します。

> *終わりに
> 　では、ゆっくりと瞑想を終わりにします。目を開けて、周りの音に意識を向けます。部屋の中で、外で、どんな音がしているでしょうか。全身の感覚を意識して、少しずつ、ゆっくりと身体を動かします。焦らずに時間をかけて、心と身体を瞑想から次の活動へと切り替えていきます。

私は生きている

　何日か呼吸瞑想を実践した後、カレンは身体が生き返るのを感じました。「ばかみたいだけど私、思ったんです。生きてるって。この何年かで初めて、自分の身体としっかりつながっているのを感じました。呼吸を意識すると、身体の感覚や動きが直に感じられて、安らぎと覚醒が同時にやってくるような不思議な感じがしました。こんなふうに感じたのは初めてでした」

　カレンは、どんなに心配やストレスを抱えていても、そうした気持ちが呼吸と同じように常に移り変わっていることに気づきました。不安、ストレス、抑うつ、疲弊、苦しみ。それらはみな、生じては消えていくものです。実際に悩まされているときには、動かしようのない事実で、従わざるを得ないようにさえ感じるかもしれません。だとしても、すべての思考が事実を正確に反映しているわけではありません。事実のように思えても、思考は思考です。そして身体の痛みも、強まったり弱まったりと変化し続けています。

　カレンはそのことを知的なレベルでは分かっていました。あらかじめ瞑想に関する本を何冊か読んで、その底流にある考えを理解していたからです。思考が事実ではないことも「思考は自分自身ではない」ことも知っていました。それでも、こうした深い洞察を実感としてつかんでいたわけではありませんでした。それらのメッセージの本当の意味を心から感じられるようになったのは、プログラムの実践を続けて、呼吸瞑想を始めてからでした。カレンは、過去や未来の呼吸はできないことを学びました。実際にできるのは、今この身体で起きている、この呼吸だけなのです。

カレンは言います。「突然降ってくるみたいに分かったんです。今の苦しみをずっと先の未来に重ね合わせて、このままずっと苦しみ続けるんだって思い込んでたことが。それから、過去にどんなに苦しんだかっていうことばかり考えていました。瞑想のおかげで、苦痛にも呼吸と同じように向き合えばいいんだって分かったんです。未来の痛みを『先取り』する必要も、過去に起きた苦痛のことを考え続ける必要もない。今この瞬間だけを乗り切ればいいって。そのことが本当に分かると、苦しみはほとんど消えていくみたいです。本当に消えてしまうんです。
　それと、私の心を苦しめていたストレスや落ち込みはほとんど、心と身体のつながりが切れていたせいだったことも分かりました。私はどうしても、今この瞬間、現実に起きていることに触れられなくなっていたんです。自分の人生から切り離されてしまったような気がしていました」
　身体とのつながりを失った心は、いつも容赦なくカレンを責め立てました。なぜ、そんなに弱いのか。なぜ、痛みの言いなりになるのか。それはカレンの内なる声として現れた、心の「することモード」の働きでした。瞑想を通して、カレンは痛みから逃げ回るのでも、抑えつけて消そうとするのでもない新しい向き合い方に出会いました。それは心の「あることモード」です。カレンは「あることモード」という安心できるスペースを見つけて、痛みの感覚にそっと分け入っていけるようになりました。そして、緊張している部分に息を吹き込むように呼吸して、そこを緩めることを学びました。初めのうち、痛む場所に怖がらずに息を吹き込むには、意識的な努力が必要でした。初めてそうしたとき、張り詰めていた心がほどけて、気づくと静かに涙を流していました。意外なことに、心を悩ます思考や感情で曇っていない意識を向けてみると、痛みは思っていたよりも限られた範囲にしかありませんでした。首から胴にかけての左側が全体的に痛む気がしていましたが、強い痛みがあるのは、特定の「ホットスポット」に限られているのが分かりました。そしてその部分も、常に痛み続けていたわけではありません。痛みは「固定的」で、自分から切り離せないものだと思い込んでいたカレンにとって、それは意外な発見でした。そして、それに劣らず驚きだったのが、痛みには「うるさい」ときも「静か」なときもあるということです。激しく「がん

がん」と痛むときもあれば、しびれる程度に「ちくちく」痛むだけのこともあったのです。

　自分の痛みにやさしく、穏やかに息を吹き込めることは、痛みに分け入っていく中で出会った意外な発見でした。カレンは泣く子をあやす母親のように、痛みに向き合いました。自分自身に心からの思いやりを持って接したのは、これが初めてのことでした。生まれて初めて、穏やかに心の中で言葉にすることができました。「どうして自分をこんなにつらい状態に追い込んでいたんだろう」。これは、いつもカレンを責め立てていた内なる声とはまったく異なるものでした。それまで心の中でわめいていたのは、いつも棘のある批判の声でした。「いちいち悩んだりして、本当にばかね。こんなどうしようもない状態になる人なんて、他にいないわよ」

　奇妙なやり方ではありますが、この内なる批判の声はカレンを助けようとしていました。がみがみと責め立てるのは、カレンを強くしたくても他に方法を知らないからでした。そのため、カレンは内なる声に立ち向かわずに、やさしく受け止めました。この批判の声も、自分の一部であることには違いないからです。内なる批判の声を冷静に観察していると、それは少しずつ穏やかになっていき、鋭い爪や牙を見せなくなりました。まるで、これ以上自分がカレンを守らなくてもよいのだと気づいたかのようでした。

　しばらくするとカレンは、瞑想がもっと直接身体に働きかける効果もあることに気づきました。二次的苦痛につながる心の苦しみを和らげるだけでなく、瞑想には直接生理的な変化を引き起こす力もあったのです。実際、瞑想によってカレンの一次的苦痛も静まっていきました。呼吸の動きに意識を集中すると、その動きは滑らかになり、身体の痛む部分をやさしくほぐすような効果が生まれました。こうして、カレンは単に「痛い、痛い」と考えるのではなく、痛みを違った視点で捉えるようになりました。「身体の左側が全面的に痛むんじゃない。痛む部分は限られてる。呼吸がこんなところまで届くなんてすごい。身体ってすごい。いつでも、本当にたくさんのことが起きてるんだ」。身体のほとんどすべてが呼吸と何かしらのつながりを持っていることに、カレンは目を開かれる思いがしました。身体は常に動き続けています。そして、その動きをつくり出しているのは呼吸なのです。

呼吸を通じて「することモード」に気づく

　ストレスや痛みに悩まされたとき、カレンが自分の内側に引きこもったのに対して、ジェイミーは逆のことをしました。そしてそれに気づいたのは、プログラム第2週の半ばに差しかかったときでした。痛みやストレスが大きくなってくると、ジェイミーはいつも周りを批判していました。何か見えない力が働いて、自分のストレスや苦痛がひどくなるようなことばかりが起きているのだと思っていたのです。ジェイミーがこうして怒りを感じたのは無理もないことでした。痛みは確かに不公平で、本当に耐え難く感じるものなので、それに怒りで反応するのは自然なことです。だとしても、これは事態を悪化させる反応でもありました。怒りがすぐに自分の内側に向かい、ジェイミーをのみ込み始めたからです。

　ジェイミーは自分の砕けた両膝が容赦なく痛み出すと、天候や、「役立たずの鎮痛剤」や、理学療法ができないことや、どうしようもない不運のせいだと怒りを感じました。ジェイミーの家族には、その怒りが痛みをますます悪化させているだけなのが分かっていましたが、本人にとってそれは思いも寄らないことでした。

　ジェイミーの心はいつも同じきっかけで落ち込んでいました。それは人と自分を比べることです。自分の同僚、あるいは友人にまで、ひどく批判的な目を向けていました。同僚や友人は完璧な人生を送っていると思い込んでいたのです。あいつらは自分よりも収入が多い、自分より「良い」家や車を持っているなどと考えては、いら立ちを募らせていました。けれど、何よりも許せなかったのは、いつも痛みや苦しみの中でもがいていた自分と違い、友人や同僚が痛みと無縁だったことです。こうした心の乱れがジェイミーの言う、砕けた「ラグビー選手の膝」の痛みを悪化させていました。

　このような思いが、自分の心の「することモード」の働きだと思い至ったのは、ジェイミーが今の私たちと同じ、プログラム第2週の実践をしていたときでした。ジェイミーはそれに気づき、ただ立ち止まって深呼吸してみました。すると、ほとんど間を置かずにストレスが消えていきました。ジェイミーは、一瞬一瞬の感覚に意識を集中しながら「することモード」を働かせ

ることはできないと教わったのを思い出しました。そして、身体の感覚を意識しながら、同時に思考に溺れることはないのだと理解しました。今では、心が深い思考の中に迷い込み始めたのに気づくたびに、注意を意識的に呼吸に向け直します。そして、息を吸うときには「この呼吸」、息を吐くときには「この瞬間」と心の中でつぶやきます。それは、いつものネガティブで混乱した思考のレンズを通さずに、物事をあるがままに見極めることを忘れないためです。

> ### 移り変わっていく心と身体を感じる
>
> 　今週のどこか1日を選んで、その日は1時間ごとに立ち止まって、しばらく静かな時間をとりましょう。感覚、思考、感情が移り変わっていくのが分かるでしょうか。床と足の接点の感覚を意識します。重力に任せて、身体の重みを床のほうに預けます。そのうちに心がさまよい出すでしょう。そうしたら、思考、感覚、感情が移り変わっていく様子を改めて意識し直します。日常生活を送りながら、それらがどのように変化しているか観察してみましょう。

　立ち止まって深呼吸することに加えて、ジェイミーは心を落ち着かせる方法をもう1つ学びました。そのときの心の状態に、意識的に名前を付けることです。「瞑想中に気がそれたときは、心の中で『考えてる、考えてる』とか『不安な思い、不安な思い』と言葉にするのが役に立ちました。ぼくはこれをもう一段先に進めて、ストレスに気づいたときはいつでも、同じように心の中でつぶやくようにしたんです」

　ジェイミーは何かを考えたり、感じたりしたときに、客観的に観察してそれに名前を付けることで、思考、感情、苦痛は「自分自身」ではなく、単にそのときの自分の一側面なのだと思えるようになりました。そして思考を観察することで、自分と切り離せることが分かりました。自分は観察し、名前を付けている側であって、名前を付けられる側ではありません。「ああスト

レスだ」と苦しむ代わりに、自分は今いくらかストレスの症状を感じている、とはっきり気づけるようになったのです。自分の生活は、痛みや苦しみでできているのではなく、ときどき——というよりは、頻繁に——痛みや苦しみを感じているだけなのだと思うようになりました。同じ事実を別の言葉で表現しているだけのように聞こえるかもしれませんが、この認識は大きな違いをもたらしました。ジェイミーはこれによって、そのとき自分を苦しめているものと自分自身との間に、わずかな隙間をつくることができたのです。そしてだんだんと、このわずかな隙間は大きくなり、苦痛に心を奪われることがなくなっていきました。

習慣を手放す：しばらくの間、空を観察する

　痛みや苦しみは天候に、意識は空にたとえることができます。吹雪の日もあれば、明るく穏やかに晴れ渡る日もあります。しかし、どのような天候であれ、空はいつもそこにあります。

　この単純ながら奥深い感覚をつかむのにとても効果的なのは、しばらくただ空を観察することです。そのため、今週は毎日15分間、外へ出て空を観察しましょう（もっと長く時間をかけても構いません）。外に出られないときは、窓から空を見てみましょう。また、空を見ることができない場合には、同じ時間を使って、雲が空を流れていく様子を心の中で思い描きましょう。

　空が明るく晴れ渡っていても、どんよりと曇っていても問題ありません。初めは分かりにくいかもしれませんが、空の様子はいつでもさまざまに変わり続けています。曇っているときには、雲が空を流れていく様子を観察します。動きは速いでしょうか、遅いでしょうか。雲は湧き上がり大きくなっていくでしょうか、だんだんと消えていくでしょうか。端のほうは丸くなっているでしょうか、細長いひげのように伸びているでしょうか。形は大きな山のように、膨らんでいるでしょうか、それとも薄く広がっているでしょうか。色は場所によって、あるいは時間の経過によって、どのように移り変わっているでしょうか。判断を差し挟まずに、ただ観察しましょう。

　思考もまた、心の中で同じように移り変わっているのではないでしょう

か。少しの間、意識を内面に向けて、自分の心の動きを観察しましょう。思考や感情には、大きな力や勢いがあることもあれば、ただ心の奥で湧き上がっているだけのこともあるでしょう。心の中で幸せ、満足感、不安、落ち込みなどが、絶え間なく移り変わっていないでしょうか。そして痛みもまた、同じように移り変わってはいないでしょうか。耐え難いほどの痛みもあれば、ほとんど感じない程度の痛みもあるのではないでしょうか。

　意識を空に戻しましょう。灰色の雲が空を覆いつくしているときには、その色が時間の経過や、目を向ける場所によってどう変わるかを観察します。どんな曇り空も、ただ一様に灰色ということはありません。細かな移り変わりがあるはずです。その細かな違いをどれだけ見つけられるでしょうか。

　暖かく、明るく晴れた日には、空のどこかに雲が出てきていないか見てみましょう。雲を見つけたら、それが消えていくのを観察し続けます。雲が生まれてから消えていくまでを観察しましょう。しっかりと集中して観察すると、雲は力強く、目を見張るものがあります。柔らかく、か細く見えますが、時には旅客機の翼をもぎ取るほど力強い雲もあるのです。

　雲一つない青空の日には、上昇気流に乗る鳥が見えるでしょうか。あるいは、砂ぼこりやごみが舞い上がっていないでしょうか。月は見えますか。時には、星もいくつか見えるかもしれません。この上なく明るく晴れた日にも、月が見えることは驚くほど多いものです。

　もう一度、意識を自分に向けましょう。意識は、今観察した空に似ていませんか。痛みも雲のように現れたり、消えたりしているのではないでしょうか。しばらく時間をかけて、空の観察で広がった意識を自分の心に取り入れましょう。急いで日常生活に戻る必要はありません。好きなだけ時間をかけて、空と自分の意識を観察しましょう。

第6章

第3週:「反応」ではなく「対応」することを学ぶ

Week Three: Learning to Respond, Rather than React

　昔、はるかかなたの王国に1人の木こりがいました。ある日、木こりは新しくたくさんの船を造るために、未開の森に行って、そこにあるすべての木を切るように命じられました。木こりは森に着くや、大慌てで仕事に取りかかり、鋼の斧で次から次へと木を切り倒していきました。そうして何週間も息を切らしながら木を切り続け、手を休めるときといえば、ほんの少しの食事か、ちょっと額をぬぐうときくらいでした。

　ある日、思慮深い老女がやって来て、この木こりをしばらく黙って見ていました。

　「何の用だ。ばあさん」。木こりは言いました。

　「どうしてそんなに無理をしているのですか」。老女は木こりに尋ねました。「ちょっと手を休めて斧を研いだほうが、仕事が早く、楽になるのではないですか」

　「ばか言うなよ、あんた」。木こりの答えはこうでした。「俺が今日、どれだけ木を切らなきゃならないか、分かってんのか。斧を研いでる暇なんかねえんだよ！」

　このお話の木こりのような振る舞いに、思い当たる節はないでしょうか。慢性の健康問題に対処しようとしていると、時に生活のすべてが犠牲になるほどエネルギーを奪われます。そのため、私たちは先ほどの木こりのようになってしまうことがあります——手持ちの道具が駄目になっていっても、さらに力を注いで同じやり方を続けることしかできず、身動きがとれなくなって疲れ切ってしまうのです。できることと言えば、苦痛を逃れ、いろいろなもので気を紛らわし、薬で痛みを抑えつけようとすることぐらいです。以前

にはそれでうまくいくこともあったかもしれませんが、そうしたやり方は、はるか昔に限界に達しているのです。それでも私たちは、そのうちまた効果が出るんじゃないかという望みにかけて、さらに力を注いで頑張ってしまいます。だとしても、そうすることがいつでも賢い選択なのでしょうか。あるいは別のやり方を試すほうが賢明なのでしょうか。

　痛み、苦しみ、ストレスにしっかりと対処するためには、戦略を変えなければなりません——斧を研ぐ方法を身につけるのです。そのため第3週では新たに、痛みをコントロールする方法と、苦痛を徐々に和らげる瞑想法をご紹介します。

　このマインドフルネスプログラムの初めの2週では、心と身体の捉え難い相互作用について学びました。すでに、心が往々にして身体に緊張を引き起こしているのを感じられていることと思います。こうした緊張は苦痛を悪化させます。苦痛の大部分は、マインドフルな注意を一心に向けていれば消えていくものですが、心がさまよい出せば再び戻ってきます。一方で、これまでの実践を通して、おそらくは数年ぶりに、痛みのない生活を送れる可能性を感じてもいるのではないでしょうか。そして、それ以外の効果も感じているかもしれません。多くの人はプログラムを通して、少しよく笑うようになり、あまり怒らなくなります。憤りや悲しみはだんだんと消えていきます。そして日々の生活から慌ただしさが減っていきます。こうしたことはみな、マインドフルな意識が育まれていることの表れなのです。

　瞑想をしていて、呼吸が全身に及ぼす影響に気づいたでしょうか。呼吸によって動くのは、胸やお腹だけではありません。呼吸の絶え間なく流れる動きは、身体の隅々にまで及びます。前章までに、よどみなく流れる呼吸が背中、胸、お腹をやさしくほぐすのを学びました。これが免疫系と神経系を直に刺激して、身体の回復を促します。また、筋肉、腱、靱帯、骨、関節をやさしくストレッチして、正しい位置関係に戻します。さらに、こうした呼吸はリンパ系をやさしくマッサージすることで、それらの部分から有毒な物質を洗い流します。恐れや不安を持たず、伸びやかに呼吸しながら、その呼吸に意識を集中するだけで、日々の生活が見違えるほど健康で幸福なものになっていくことを、多くの人が実感しています。このようにして痛みや緊張

は消えていきます。呼吸はさまざまな意味で生きることそのものなのです。

　今週の実践を導くのは呼吸と、それに伴って絶え間なく流れる身体の動きです。今週も引き続きボディスキャン瞑想を行うことを推奨します。また、その効果をさらに高めるために「マインドフルな動きの瞑想」を実践します。ストレスと痛みに、これまでよりも身体的なレベルで取り組むことには大きな意味があります。それは、ある日は無理をして頑張り、次の日には燃え尽きて何もできなくなってしまう「膨張―破裂」サイクルを避けることにつながるからです。この目的のために、今週は瞑想に加えて、日々の活動を簡単に記録する日誌をつけます。これは一日を通して活動のペースを適切に保てるようになるための第一段階です。こうした「ペーシング」の実践はやがて、苦痛をできるだけ抑えて、健康で幸福な生活を築いていく上で不可欠な役割を果たすようになります。それは自分だけの「マインドフルネス・リズム」を見つけることだとも言えます。

第3週の実践

- 10分間の「ボディスキャン瞑想」（55ページ参照、付属CDトラック1）を、1週間のうち6日間実施。
- 10分間の「マインドフルな動きの瞑想」（95ページ参照、付属CDトラック3）を、1週間のうち6日間実施。この瞑想は、できればボディスキャン瞑想とは別の時間帯に実践します。また、心と身体を落ち着かせるために、この瞑想の直前にボディスキャン瞑想か、呼吸瞑想を行うのも効果的です。その場合もボディスキャン瞑想は、その日の別の時間帯にもう一度実施します。
- ペーシング日誌をつけ始める（106ページ参照）。
- 習慣を手放す：やかんのお湯が沸くのを観察する（111ページ参照）。

マインドフルに動く

　痛み、病気、ストレスを長く抱えているなら、マインドフルな動きの瞑想のよどみなくゆったりと流れる動きが特に効果を発揮するでしょう。長く問題を抱えてきたことで、身体をこれ以上傷めないように、あまり動かさなくなって——あるいは、動かすこと自体が怖くなって——いるかもしれません。まったく無理もないことではありますが、そのこと自体が得てして新たな問題を生み出します。人間の身体は活動するようにできているため、あまり長く動かずにいると、さまざまな副次的健康問題が起きてくるのです。運動不足は倦怠感や吐き気、身体の痛みやうずき、そして心身全般の「よどみ」につながります。また、あまりにも長く動かずにいると、ストレスや抑うつの原因にさえなります。

　マインドフルな動きのプログラムで行う「エクササイズ」は、おそらくみなさんがこれまでになじんできた運動とは異なります。第一に、これは従来的な意味でのエクササイズではありません。できるだけ筋を伸ばすとか、ポーズを長くキープすることを目的としてはいません。長期的には健康や柔軟性を向上させる効果もありますが、それが主眼ではなく、むしろ大事なのは実践中の気づきの質です。実践中は、身体の奥深くに意識をとどめ、自分への思いやりを持ってその動きを観察します。これはいわば、呼吸の動きをそのままエクササイズへと拡張したものです。呼吸が動きのかたちをとったもの、あるいは動く瞑想と考えることもできます。

瞑想の実践にあたって

　マインドフルな動きの瞑想を始める前に、瞑想のエクササイズと、姿勢のとり方について説明した短い動画を見ることをお勧めします (http://www.breathworks-mindfulness.org.uk/ および http://franticworld.com/ を参照)。掲載されている動画は、実践前のガイダンスとしてのみご利用いただけます。実際にエクササイズを行うときは付属CDのトラック3を聞きながら実践してください。そうすることで、瞑想として意識を集中しながら取り組むことができます。

姿勢

　本書で紹介するマインドフルな動きの瞑想は座った姿勢か、立った姿勢で行えます。各エクササイズの初めに、それぞれに最も適した姿勢をご案内します。ただし、エクササイズは常に自分の身体的制約の中で行う必要があるため、ご自身に一番適した姿勢で実施してください。負担の大きすぎるエクササイズがある場合には、必要に応じて内容を調整します。自分の身体の動きをできるだけ繊細に感じ取りましょう。身体の動きは、呼吸のリズムの表れだと考えます。柔軟性や健康上の制約がある場合は、無理をしすぎないように気をつけてください。無理をせず、時間をかけて少しずつ身体の動く範囲を広げていきましょう。一番大事なのは、身体の動きに対する気づきの質であることを忘れないでください。実施できないエクササイズがあれば、自分がそれを行っている様子をイメージしましょう。それだけでも健康を増進する効果があることが、研究で示されています[*1]。

安全に行うために

　今週行うエクササイズは長い年月をかけて、数多くの参加者とともにつくり上げてきたものなので、安心して実践していただけます。ただし実践にあたっては、担当の医師や理学療法士と話し合った上で慎重に行い、ご自身の病気、けが、障害に問題があると感じたり、指摘されたりしたものは実施しないでください。また、どのように、あるいはどれくらいの動きができる「べき」という思い込みで、無理をしないように注意しましょう。自分の思い込みに合わせて無理に頑張るのは、けがの元です。それよりも、自分自身に対する思いやりと好奇心を持って、マインドフルに身体を感じ取るようにしましょう。極めて小さな動きでも、時には驚くほどの効果と充実感をもたらします。

「強さ」と「弱さ」の限界

　実践にあたっては、無理をしすぎず、かといってエクササイズが不十分にならないように、ちょうど良いバランスを意識してください。このバランスはつかみにくいかもしれないので、エクササイズの際は自分の性格に合わせ

てやり方を調整しましょう。何かと無理をしがちな性格なら、動きながら、頑張りたくなる衝動に注意して、一歩引くような気持ちで取り組みましょう。エクササイズに不安や恐怖感がある場合は、もう少しだけ踏み込めないか、自分と相談しながら取り組みます。

　そうしたバランスをとるには「強さの限界」と「弱さの限界」の間で身体を動かすように心がけるとよいでしょう。例えば、膝を曲げるとしたら、弱さの限界はその部分が伸びたり縮んだりするのを最初に感じるポイントです。弱さの限界に気づくには、身体を繊細に感じ取る必要があるので、ゆっくりとマインドフルに動きましょう。そっと探るように、感覚に意識を集中します。身体の伸びや負担を感じたら、呼吸を助けにして、もう少しだけ動きを深めます。ただし、ほんの少しだけ。それ以上は踏み込みません。

　伸ばしすぎると「強さ」の限界に達します。それ以上やると身体を痛めるか、けがをするというポイントです。強さの限界を超えたことは、身体にその動きを強いているような感覚で分かります。時には身体が震え始めることもあります。

　理想的なエクササイズは、この強さの限界と、弱さの限界の間で行います。そうすれば、身体に無理な負担をかけずに、動きを良くしていくことができます。最も効果的なのは、無理なく続けられる程度の適度なストレッチです。長くキープできないほど負担の大きなものではありません。また、頭に置いておきたいのは、これらの「限界」は身体が強く、柔軟になるにつれて変化するものだということです。また、日によっても変動があるでしょう。

実践中に注意すべき痛み

　進歩を表す健全な痛みと、無理をしすぎていることを示す痛みを見分けるのは難しいかもしれません。鈍い痛み、筋肉疲労、身体の張りなどは自然に起こるもので、時間とともに消えていきます。「電気が走る」ような感覚、「神経に響く」ような感覚、刺すような鋭い感覚がある場合は、動作の範囲を狭めてください。また、そうした感覚があまりに激しいときは、その日のエクササイズを中止すべきです。大事をとるに越したことはありません。エクササイズはまた翌日に続ければよいのです。マインドフルな動きの瞑想は旅路

であって、目的地ではありません。急ぐ必要はないのです。また、何か不安があれば、いつでも医師や治療者に相談できるということを忘れないでください。

覚えておいてください

- できるだけ遊び心と好奇心を持ってエクササイズに臨みましょう。動きながら、呼吸に深く意識を集中し、動作のペースを呼吸に任せるよう心がけます。無理に身体を動かそうとしたり、急いでエクササイズをこなしたりしないように注意しましょう。
- けがをしている場合、一般的には、身体の動かしやすい側から始めるほうが楽にエクササイズを行えます。
- 定期的に実践することで、驚くほどの効果が期待できます。ある1回の実践で、ほとんどエクササイズになっていないように感じることがあっても問題ありません。
- 毎回の実践の終わりに数分間、楽な姿勢で完全にリラックスする時間をとりましょう。これはエクササイズの効果を心と身体で吸収する時間です。

> 本書に掲載しているのはブレスワークスが開発したマインドフルな動きのプログラムの一部です。元のプログラムでは、これ以外にも横になった姿勢、座った姿勢、立った姿勢で行うさまざまなエクササイズがあります(詳しくはウェブサイトをご覧ください。http://www.breathworks-mindfulness.org.uk/)。

マインドフルな動きの瞑想

座って行う場合は、背もたれが真っすぐで、脚の安定した椅子に座ります。骨盤を前後に傾けず、真っすぐにして、背骨は自然なカーブに

沿って伸ばすようにします。立って行うときは、足を腰の幅に開き、膝を緩めます。

　力を抜いて重力に身体を任せ、体重を床や椅子に預けます。意識を身体の奥深くに向けていきます。

＊手首を回す

　肩の力を抜いて、耳から離すように下ろします。できるだけ自然に呼吸します。片方の前腕を、もう一方の手でやさしく支えます。手首を支点にして円を描くように、ゆっくり滑らかに手を回します。動かせる範囲で構いません。支えている腕を強く握りしめたり、顔や肩、お腹に力を入れたりしないように注意します。呼吸を柔らかく、一定に保ちます。何度か回したら、反対方向にも同じように回します。

　では力を抜いて最初の姿勢に戻り、何度か呼吸する間に、今の動作の効果を感じ取ります。身体の両側を比べて、今動かした側は、何か違った感じがするでしょうか。少し生き生きとした感じがするかもしれません。あるいは、少し「伸びた」ような感じ、温かい感じがするかもしれません。身体に感じられることを、どんなことでも感じ取るようにします。身体の両側の違いが特に感じられなくても、気にすることはありません。ただ、そのことに気づけばよいのです。

　では、反対側も行いましょう。先ほどとは反対の前腕を、もう一方の

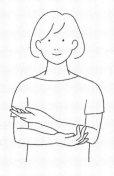 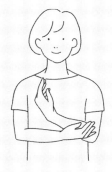

手の上に置き、手首を中心に、滑らかに何度か手を回します。顔、お腹、肩の力が抜けているか、前腕を支える手を強く握りすぎていないか、常に意識を保ったままで動作を続けます。反対方向にも同じように回します。終わったら、腕を身体の脇にゆったりと下ろします。腕や手を軽く揺すり、肩の力を抜きます。身体の動きを止めて、立っているなら身体の脇にゆったりと腕を下ろし、座っているなら腿の上に手を置いて、今の動きの効果を感じ取ります。

＊指をはじく

　次の動作に移る前に、姿勢を確認します。骨盤は前後に傾かず、真っすぐなままで、背筋は自然なカーブに沿って、ゆったりと伸びているでしょうか。準備ができたら、片手を身体の前に上げて、親指と人差し指で円をつくるように、指先を合わせます。そして、その指を軽くパッとはじいて離します。次に、中指、薬指、小指でも同じように、親指と指先を合わせてはじく動作をします。1つ1つの指を、数回ずつはじいていきます。順番に、そっと軽く指をはじきながら、呼吸は柔らかく保ちます。こうした動作をしていると、得てして息を詰めてしまいがちなので、呼吸への意識をいつも保つように気をつけます。息を詰めていることに気づいたら、ただ力を抜いてそれを緩めます。顔やお腹、そして全身の力を抜くように心がけて、指をはじいていきます。

　では手を下ろして、今動かした身体の側に、何か違った感じがあるかを確認します。判断を差し挟まず、好奇心を持って感じ取りましょう。

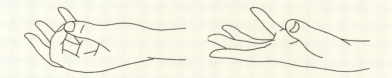

次に、反対の手で行います。手を上げて、親指と人差し指でそっと円をつくり、軽くはじきます。人差し指で数回はじいたら、他の指も順番に同じように動かします。次に、同じ動作を両手で同時に行います。肩の力は抜いたまま、顔も、お腹も、お尻も柔らかく保ちます。終わったら、腕を身体の脇にゆったりと下ろし、軽く揺すってから、元の姿勢で身体を休めます。体重を床に預け、身体の奥深くまで届くように呼吸しながら、今行った動作の効果を感じ取ります。

＊腕で温かく身体を抱く

　腕を身体の脇にゆったりと下ろした姿勢から始めます。動き出す前に、しばらく呼吸に意識を集中します。では、息を吸いながら、両腕を身体の脇に広げます。手の平は正面に向けて、肩の高さまで手を上げていきます。息を吐きながら、両腕をゆっくりと、ゆっくりと胸の前に引き寄せて交差させ、自分の身体をそっと抱きます。温かさと、いたわりの気持ちで包み込むようなイメージで、やさしく抱擁します。次に息を吸いながら、もう一度腕を広げ、息を吐きながら再び身体を抱きます。自分が身体を動かせる範囲でこの動作を続けます。必要に応じて、動き

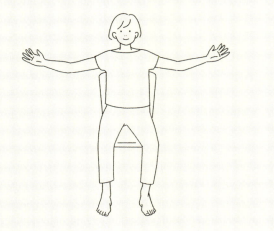
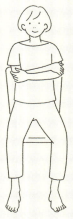

をかなり小さくしても構いません。身体を抱くときに、毎回逆の腕が上にくるようにしてもよいでしょう。腕を広げるのに合わせて胸が開き、肩甲骨が背中の上部でゆったりと近づくのを感じます。腕を交差させて身体を抱くときは、背中の上部が開いて広がるのを感じます。この動きには、背骨をとてもやさしくほぐす効果があります。動作を続けながら、肩はできるだけ力が抜けた状態を保つように注意します。動きのペースは、自然な呼吸のリズムに任せます。急いだり、息を詰めたりしないように気をつけます。何度かこの動作をした後、元の姿勢に戻って身体を休めます。手を身体の脇にゆったりと下ろし、軽く揺すります。今行った動作の効果を感じ取ります。身体を重力に預け、座っていても立っていても、重みで床のほうへゆったりと沈んでいくのに任せます。全身で呼吸を感じます。

✻上着を脱ぐ動作

この動作も、腕を身体の脇にゆったりと下ろした姿勢から始めます。しばらく呼吸に意識を集めます。では、息を吸いながら両腕を広げます。手の平を下に向けて、肩の高さまで手を上げていき、肩はリラックスした状態を保ちます。息を吐きながら、自分を抱くように、身体の前で腕を交差させます。次に息を吸いながら、両手で上着を脱ぐようなイメージで、交差した腕を頭の上まで上げていきます。息を吐きながら、腕をゆったりと身体の脇に下ろしていき、手の平は下に向けて、最初の姿勢に戻ります。この動作を、流れるようなリズムで、自然な呼吸のペースに合わせて何度か繰り返します。動作の流れの中で、胸と背中が広がったり、縮んだりすることで、背骨全体がとてもやさしくほぐされていきます。何度かこの動作を繰り返した後、元の姿勢で身体を休めます。身体の脇で、指、手、腕、手首、肘、肩をやさしく揺すってから、動きを止めて休めます。身体の重みを床のほうに預けながら、今行った動作の効果を感じ取ります。

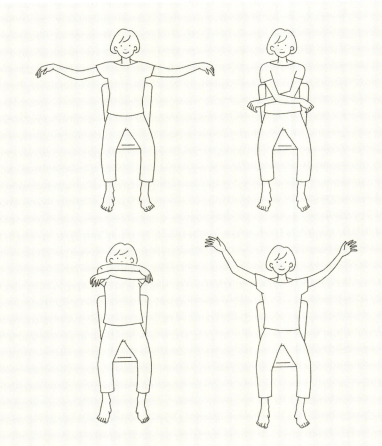

＊終わりに

　マインドフルな動きの瞑想の終わりに、少し休む時間をとります。静かに座るか、床やベッドに横になります。力を抜いて静かに身体を休め、床のほうに体重を預けながら、先ほどの動作の効果を感じます。身体のさまざまな感覚を、つぶさに感じ取ることができるでしょうか。呼吸の感覚や、身体を動かしたことで生じた感覚に意識を向けます。不快感や痛みがあるときも、そのために固くなったり、それを感じないようにしたりせずに、そっと意識にとどめておきます。そうした感覚が、やさし

> い呼吸とともに、刻一刻、生じては消えていくのに任せます。思考や感情にとらわれることなく、浮かんでは消えていくままにします。準備ができたら、徐々に身体を動かして、その日の活動に移っていきます。

強さと弱さの限界の間で

　マインドフルな動きの瞑想をしていると、鬱積していた思いや感情が噴き出してくることがあります。例えば、エクササイズを型通りに行うことに「失敗」して、自分に怒りを感じるかもしれません。あるいは、身体の可動範囲や健康状態が以前よりも悪化したことに気づいて、悲しくなるかもしれません。一方で、心が弾むように明るくなることもあるでしょう。例えば、予想以上に動けたことで、あるいは、エクササイズによって、ずっと忘れていた幸せな思い出が次々とよみがえってきたために、そうした気持ちになるかもしれません。こういったことは、どれも珍しいことではありません。心の中にあるのと同じくらいに痛切で多様な記憶が、身体にも蓄えられていることがあるのです。こうした記憶には私たちが実際に感じる痛みを強めたり、和らげたりする力があります。

　マインドフルな動きの瞑想が呼び起こす記憶にショックを受ける人もいます。身体に蓄積された記憶を思い出すのは、心の「することモード」の働きです。ショックを受けるのは、そうした記憶をはっきりと自覚するのが初めてだからかもしれません。「することモード」は前章で説明した、問題を論理的に解決する心の働きでした。その主な特徴については69ページをご覧ください。問題を1つ1つ細分化して解決策を見つけ出し、それを実行した上で、目標に近づくことができたかを確認します。「することモード」は問題解決にとても優れた働きなので、心が問題を見つけるとすぐに動き出します。悩ましいのは、マインドフルな動きの瞑想で身体が伸ばされる感覚を、心が解決すべき問題と捉えてしまうことです。エクササイズを挑戦と見なして、問題解決の回路を作動させてしまうのです。「することモード」の心は、身体の限界に挑むことで私たちを鍛えようとします。身体が十分に強

く健康なときなら、そうするのが賢明かもしれません。しかし、身体が最善の状態にない場合、「することモード」は「強さ」の限界を超えるようなトレーニングを課すことで、逆に身体を弱らせてしまう可能性があります。それだけではありません。「することモード」は私たちの奮闘努力を察知して、過去に同じように重圧にさらされた記憶を思い出させます。それは、自分が抱える問題の原因になった事故や病気に関する記憶かもしれません。また、仕事や私生活での不安や心配事、嫌な記憶を呼び起こしてしまうこともあります。

　ウィリアムはマインドフルな動きの瞑想に取り組んでいて、それを体験しました。「初めてそうなったときには、ちょっと圧倒されました。けがの原因になった自転車事故のことを思い出したんです。それで、自分にささやきました。『思考、思考』『不安、不安』って。ゆっくり深く一呼吸してから先へ進みました。そうしたら頭がはっきりして、集中できるのを感じました。それからまた、残りのエクササイズを続けたんです」

　深く呼吸して、その感覚に注意を向けることで、ウィリアムは心を意識的に「あることモード」に切り替えようとしたのです。前章で説明した通り、これは思考、感情、先入観の歪んだレンズを通さずに、あるがままの物事に直接向き合うことのできる心のあり方です。「あることモード」は「することモード」と比べて優劣があるわけではなく、単に異なる働きです。

　エクササイズをしていると、たびたび「することモード」が働き出すかもしれません。それは意外にも良いことなのです。心がさまよう、つまり「することモード」に迷い込むのに気づくたびに、意識を身体に引き戻す練習ができるからです。心がさまよったことに、これで何度目かと思うほど繰り返し気づいたときには、瞑想に失敗しているような気になるかもしれません。しかし、実はそれこそが、深い気づきの瞬間なのです。その気づきは私たちに大切なことを教えてくれる先生です。こうした気づきを重ねていくことで、だんだんと身体の痛みだけでなく、心の苦しみも消えていきます。

　ビクトリアには、強さと弱さの限界の間でトレーニングすることが特に難しく思えました。すぐに強さの限界を超えてしまい、ひどい痛みに襲われるのです。これはビクトリアの心の奥深くに染みついた傾向でした。マウンテ

ンマラソンのランナーだったビクトリアは、肉体の限界に挑戦することに慣れており、自分にやさしくするような性分ではありませんでした。それでも、呼吸をよりどころにして、少しずつそれを変えていきました。息を吐きながら、ほんのわずかに、動作に自分を「預け」ます。そうしながら、弱さの限界を超え、強さの限界との中間領域に入ったことに気づけるように、意識を身体の感覚に深く集中します。息を吸うときは、身体からわずかに力を抜いて、弱さの限界から「戻って」きます。このときも深く意識を集中し、弱さの限界を超えて安全な領域に戻るのを感じ取ります。このようにして、ビクトリアは痛みを感じることなく、だんだんと身体の可動範囲を広げ、長く失っていた健康をある程度回復していきました。

アリソンの強さと弱さの限界に対する反応は、ビクトリアとは反対で、わずかな痛みも怖がっていました。そのため、弱さの限界に達していなくても、身体が伸びたり固くなったりするのを感じるとすぐに動きを抑えてしまい、十分なエクササイズができていませんでした。何度かのエクササイズの後、アリソンは「捨て身の覚悟」で実践に挑むと決めて、感覚に意識を集中しました。そしてすぐに、恐れていたほど感覚が不快なものでないことに気づきました。それどころか、エクササイズをしていて筋肉が張る感覚はとても心地よいものでした。アリソンはこうして弱さの限界に近づき、それを超えていけるようになりました。

ここまで読んできて、マインドフルな動きの瞑想は極めて難しいものだと思われたかもしれませんが、一般的にはそうではありません。困難な部分に焦点を当てたのは、万一問題に出会ったときのために、起こりうる問題と、対処の仕方をあらかじめお伝えするためです。たいていの人は楽しんでエクササイズを行い、大きな効果と満足感を得ています。

日常生活のマインドフルネス：
「膨張—破裂」サイクルの克服

ビクトリアは、強さと弱さの限界の間でのエクササイズに苦労しただけでなく、日常生活にも同じような問題を抱えていました。本人も認める「膨張—破裂の傾向」を抱えていたのです。そしてこれはビクトリアに限らず、

慢性痛に苦しむ多くの人に共通する心的傾向です。

「関節炎の痛みが治まってくると、いつも少し無理をしていました」。ビクトリアは言います。「散歩に行ったり、それまでできなかった家事をしたり。エネルギーが十分にあるときは、いつも本当にうれしくなってしまって。それを使い切らないなんて恥だと思ってたんです。問題は、次の日に目覚めると疲れ切っていて、身体中が痛むことです。苦しみもだえるようなこともありました。鎮痛剤をいつもの2倍も飲まなきゃならないし、一日中ぼろぼろでした。ベッドから出られないこともあったくらい。その状態を抜け出すのに何日も、ひどいときは何週間もかかります。どうにもならない気分でした。何度も何度もそうなるんです。ちょっと調子が良くなるたびに、普通の生活に戻ろうとするけど、そのたびに燃え尽きて、ますます健康を損ねて、痛みが悪化します。出口が見えませんでした。そのせいでストレスや、時にはうつにも悩まされました。私はただ、もう少しだけ活発に身体を動かしながら生活したいだけなのに、それができると思えなかったんです。どうやっても」

ビクトリアが膨張─破裂サイクルにはまるのは、無理もないことでした。誰だって痛みが消えて活力が戻れば、元の生活を取り戻したいと思うでしょう。そしてまた、痛みがぶり返して活力が落ち込めば、ベッドに逃げ込みたくもなるでしょう。こうした膨張─破裂サイクルを繰り返すたびに、痛みは悪化し、活力が奪われます。それどころか、このサイクルが起こるたびに、体力がさらに衰えていきます。楽しく健康に暮らすのに必要な運動ができなくなるためです。さらには、身体をまた痛めはしないかと、日常的な動作をすることさえ怖くなってしまうかもしれません。それでも活力が戻れば、当たり前にまた同じサイクルを繰り返すことになりますが、このとき、私たちの活動のベースラインは、前よりもさらに低くなっています。これではまるで、生きる力が根元からゆっくりと削り取られていくかのようです。

時間の経過とともに、全体としてできることがだんだんと減っていきます。「膨張」のたびに、以前より少し体力が落ちたことに気づき、「破裂」のたびに、以前よりもっと心身の状態が落ち込むのを感じます。やがては、全般的な健康状態が目に見えて悪化していきます。

身体が送ってくるメッセージに注意を払わなくなると、私たちはあっとい

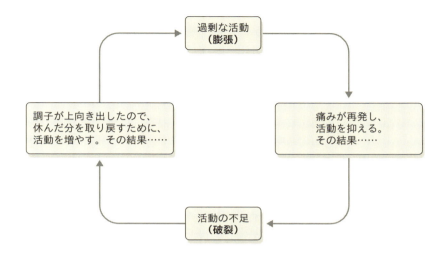

う間に膨張─破裂サイクルにはまってしまいます。そこから抜け出すには、身体とのつながりを取り戻すしかありません。マインドフルネスによって、心と身体の限界にぶつかったことに気づき、このサイクルから抜け出せるようになります。立ち止まって、一歩身を引く余裕が生まれ、限界を超えて燃え尽きるのを防げるようになります。またマインドフルネスには、逆に私たちの背中を押すような働きもあります。ちょっとした運動さえ怖いと感じていた気持ちを和らげ、日常的な活動に向かう力を取り戻させてくれるのです。つまり、マインドフルネスによって、生活の主導権を取り戻し、不安に苛まれて物事に二の足を踏む状態から確実に抜け出すことができるのです。だんだんと歪んだ思考を介さずに経験を捉えられるようになり、反射的に起きていた恐れ、不安、ストレス、絶望感といった気持ちも和らいでいきます。簡単に言えば、マインドフルネスによって、適切なペースを保って生きられるようになるのです。そしてこれは、世界中のペインクリニックで広く推奨されている手法です。

　これから詳しく説明するプログラムは、マインドフルネスを利用した簡単な「ペーシング」のやり方です。それは、以下の3つのステップで行います。

1. これからの7日間に行うすべての活動を日誌につけ、それぞれの活動時間の長さと、その活動が痛み、ストレス、または他の症状に与えた影響を記録します。
2. 日誌を分析して、痛みなどの症状を悪化させずにそれぞれの活動を続けられる時間の長さを割り出します。その長さを活動のベースラインと呼びます。
3. このベースラインを徐々に伸ばし、再び膨張―破裂サイクルに陥ることなく、全般的な健康と体力を向上させていきます。

　これから何週間か、この3ステップのプログラムを実践していきましょう。ペーシングは慢性の痛みや病気に苦しむ人のためのものだと思われるかもしれませんが、ストレスにも効果を発揮します。なぜなら、ストレスは心に起こる苦痛であり、それを引き起こすメカニズムの大部分は身体の苦痛と共通しているからです。また、ストレスは日々の肉体的な活動によって悪化しうるものでもあります。例えば、大急ぎで家事をこなしたり、仕事中にパソコンのキーボードを慌ただしく叩いたりしていると、すぐにストレスが湧いてきます。

　まず、今週は日々の主な活動の日誌（記録）をつけ始めます。翌週は、その日誌を分析し、自分用のペーシングプログラムをつくります。そして、その後の何週間かで、日々の活動の範囲とテンポを最適なものにしていきましょう。これによって、やがて苦痛やストレスが大きく減るとともに、全般的な健康状態が向上します。難しそうに思えるかもしれませんが、そんなことはありません。このプログラムの主眼は快適に活動できるベースラインを見つけ、それを伸ばしていけるようになることです。できそうもないことを求められることは決してありませんので、安心してください。

ペーシングプログラム：日誌をつける
　これからの7日間、日々の活動の詳細な日誌（記録）をつけましょう。目的は、自分の症状を悪化させる傾向のある活動、和らげる活動、どちらの影響もない活動を認識することです。日誌のテンプレートは付録（222ページ参照）

をご覧ください。必要な分だけコピーをとってください（英語版のテンプレートは http://www.breathworks-mindfulness.org.uk/ および http://franticworld.com/ からダウンロードできます）。記入済みの日誌のサンプルは、本書の108〜110ページでご覧いただけます。各項目は、以下の手順に沿って記入してください。

1. それぞれの活動にかかった時間と、それを終えたときに感じた痛みやストレスのレベルを点数で記入します。点数は0から10の範囲で、痛みやストレスをまったく感じなければ0、想像しうる最悪のレベルを10とします。抱えている問題が痛みやストレスではなく、例えば強い疲労感や抑うつなどであれば、その点数を記入します。
2. 右端の列には、その活動によって痛みやストレス（あるいは、自分が確認したいその他の問題）が悪化したなら「＋」、和らいだなら「－」、変化がなければ「0」と記入します。活動ではなく休憩時間の場合は「休」と記入します。
3. 筋肉の緊張を記入する列もあります。筋肉の緊張と、痛み、不安、ストレス、抑うつ、疲弊といった症状の関係を確認することは、自分の身体や活動を理解する助けになります。

　7日間、忘れずに日誌を記入しましょう。この日誌は自分の生活を見直すためのものなので、「痛み」「ストレス」といった列の見出しの内容は、自分に一番役立つかたちに調整して利用してください。
　ペーシングプログラムには、探偵になったつもりで取り組むとよいでしょう。そして、自分がどのように時間を過ごしているか、やさしい目で観察します。できる限り思いやりに満ちた意識で取り組みましょう。決して自分を責めないようにします。例えば、自分はもっと活発であるべきだと思っても、自分を攻撃したりしないでください。それよりも、今の身体の状態を、ひとまず受け止めるように心がけます。この取り組みの目的は健康状態を改善していくためのベースラインを見つけることであって、自己批判の材料を増やすことではありません。

日々の活動日誌　サンプル

日付　4月25日					
時間	活動内容	かかった時間	活動後に感じた痛み（または確認したいその他の症状）（0～10）	活動後の筋肉の緊張（0～10）	0（痛みなどの症状に変化なし） ＋（痛みなどの症状が悪化した） －（痛みなどの症状が和らいだ） 休（休憩）
9:00-	起床、お茶を飲んで着替える	30分	4	4	
9:30-	朝食（座って）	30分	5	6	＋
10:00-	デスクで仕事	2時間	6	6	＋
12:00-	瞑想（座って）	20分	5	5	－
12:20-	瞑想を続行（横になって）	20分	4	4	－
12:40-	マインドフルな動きの瞑想	20分	4	4	0
13:00-	昼食（友人と座って）	1時間	6	5	＋
14:00-	ボディスキャン瞑想	40分	4	3	－
14:40-	車を運転して買い物へ、スーパーを歩き回り車で帰宅	1時間20分	6	7	＋
16:00-	休憩	1時間	5	4	休
17:00-	デスクで仕事	1時間	6	6	＋
18:00-	夕食（座って）	1時間	7	6	＋
19:00-	DVD鑑賞（ソファーに寝そべって）	2時間	5	4	－
21:00-	入浴	30分	4	3	－
21:30-	就寝の準備	30分	5	4	＋
22:00-	読書（23:00に眠るまで）	1時間	5	4	0

日付 4月26日					
時間	活動内容	かかった時間	活動後に感じた痛み（または確認したいその他の症状）（0〜10）	活動後の筋肉の緊張（0〜10）	0（痛みなどの症状に変化なし） ＋（痛みなどの症状が悪化した） −（痛みなどの症状が和らいだ） 休（休憩）
8:00-	起床、お茶を飲む	30分	5	4	
8:30-	朝食（座って）	30分	6	6	＋
9:00-	シャワー、着替え	30分	6	6	0
9:30-	デスクで仕事	2時間	7	8	＋
11:30-	休憩	1時間	4	4	休
12:30-	瞑想（座って）	30分	5	5	＋
13:00-	昼食	1時間	6	5	＋
14:00-	ボディスキャン瞑想	20分	4	3	−
14:20-	泳ぎに行く	2時間	6	7	＋
16:20-	休憩	1時間10分	5	4	休
17:30-	デスクで仕事	1時間30分	7	5	＋
19:00-	夕食（座って）	1時間	7	6	0
20:00-	休憩、読書	1時間	5	4	−（休）
21:00-	パソコンでfacebookなど	20分	6	6	＋
21:20-	休憩、読書	40分	5	4	−（休）
22:00-	就寝の準備	30分	6	5	＋
22:30-	読書（23:00に眠るまで）	30分	5	4	−

日付 4月27日					
時間	活動内容	かかった時間	活動後に感じた痛み（または確認したいその他の症状）（0～10）	活動後の筋肉の緊張（0～10）	0（痛みなどの症状に変化なし） ＋（痛みなどの症状が悪化した） －（痛みなどの症状が和らいだ） 休（休憩）
8:00-	起床、お茶を飲む	30分	6	5	
8:30-	少しストレッチ、マインドフルな動きの瞑想	15分	5	5	－
8:45-	座って瞑想（長すぎた！）	45分	7	7	＋
9:30-	シャワー、着替え	30分	6	6	－
10:00-	朝食（横になって）	30分	5	5	
10:30-	デスクで仕事	1時間	6	6	＋
11:30-	ママに電話	40分	5	5	－
12:10-	デスクで仕事	50分	6	6	＋
13:00-	昼食	1時間	5	5	－
14:00-	ボディスキャン瞑想	20分	4	3	－
14:20-	休憩	3時間	4	4	休
17:20-	少し散歩	30分	7	5	＋
17:50-	デスクで仕事	1時間10分	7	6	0
19:00-	夕食	1時間	6	5	－
20:00-	テレビを見る（横になって）	2時間	5	4	－
22:00-	就寝の準備	30分	6	5	＋
22:30-	読書（23:00に眠るまで）	30分	5	4	－

習慣を手放す：やかんのお湯が沸くのを観察する

　私たちは誰でも1日に何度かやかんでお湯を沸かしていますが、普段それを意識することはありません。そのため今週は少なくとも1日に1度、やかんに水を入れてお湯を沸かすことに、できる限りマインドフルな意識を注いでみましょう。

　水を入れるためにやかんを持ち上げます。重さはどのくらいですか。水を入れるのは、やかんの注ぎ口からでしょうか、それとも、ふたを開けますか。開けるなら、そのときに感じるふたの固さを意識しましょう。蛇口から水が出て、やかんに入っていくのを、しっかりと注意を集中して観察します。水が出るときに、一緒に高い音や泡が出ているでしょうか。水の匂いを感じますか。私たちは水の匂いに慣れすぎていて、それがあることに気づけなくなっています。砂漠で1週間過ごした直後なら、どれほど強く水の匂いを感じるか想像してみてください。水がどのようにここまで運ばれてきているか、少し考えてみましょう。遠くの山々に雨が降り、それが土壌に染み入って、やがて小川に至ります。貯水池、水処理工場、パイプラインの様子を想像してみましょう。そうした水路網を設計、建設、維持しているエンジニアや保守作業員の人々のことを想像します。さらには、発電や送電に関わる人々、これから飲むお茶、コーヒー、ココアの生産や流通に関わる人々にも思いをはせます。私たちは誰もが、こうした無数の網の目でつながり合っています。1杯のお茶について考えただけでも、これだけのつながりが見つかるのです。

　水を入れたやかんをキッチンの調理台や、コンロの上に戻しながら、その動作にしっかりと注意を向けます。自分の動きを意識できたでしょうか、それとも気づくと「ただそうしていた」でしょうか。また、電気ケトルなどのスイッチを入れたり、コンロの火をつけたりする動作は意識できたでしょうか。あるいは自動操縦にお任せだったでしょうか。

　やかんの水が温まり始めたら、耳を澄まします。何が聞こえますか。目を閉じて、音を残らず聞き取りましょう。自分の状態を確認します。心は今、何モードですか。少しして、待ちきれない気持ちが起きる最初の兆候に気づ

けるか試してみましょう。身体のどこにその兆候を感じますか。それはどんなふうに感じるでしょうか。心を一気に支配しようとする強い衝動のように感じられるかもしれません。すぐに待ちきれなくなる心の癖は、抗い難い力を持っています。

やかんのお湯が湧きそうになったら、どうしますか。お湯が沸騰しきって、自動でスイッチが切れるまで待てるでしょうか、それとも、その前に急いでお湯を注いでしまいますか。辛抱強くお湯が沸騰しきるのを待ってから、マインドフルにやかんを持ち上げ、呼吸を意識しながらお湯を注ぐように心がけましょう。

日常生活でしていることの中で、他にもマインドフルネスのトレーニングに利用できることがないか、少し時間をとって考えてみましょう。こうした「日々のマインドフルネス」は、ボディスキャンなどの正式な瞑想に劣らず大切なものです。

さて、しっかりと意識して沸かしたお茶が入りましたね。どうぞ、ごゆっくり。

第7章

第4週：苦しみやストレスが消えていくのを観察する
Week Four: Watching Your Suffering and Stress Dissolve

　イギリスの登山家ジョージ・マロリーが1924年のエベレスト遠征で亡くなったすぐ後のことです。なぜ遠征隊は危険を認識しながら、死者が出ることになったその日も登頂を目指し続けたのか、と尋ねた記者がいました。
　生存者の1人はこう答えました。「生きることの代償は死だ」
　この一言ほど、人間の置かれた状況を端的に表す言葉はありません。人はこの世界に少しの間とどまり、悲喜交々の感情を味わい、そして去っていきます。その事実から目をそらすことで、私たちは自らを危うくしています。
　ほとんど誰もが痛み、苦しみ、死についてはできるだけ考えないようにしており、いつまでもそうしているうちに、たいていは手に負えないほど問題が膨らんでいきます。まったく自然なことではありますが、そこにはあまり気づかれることのない、大きな代償がついて回ります。生きることの困難を直視できなければ、それにうまく対処することもできないからです。こうした嫌悪の心理は痛みや苦しみを強め、私たちの心を閉ざし、根深い恐怖感や警戒心を手つかずで放置してしまいます。そして皮肉にも、困難に向き合わないことで、生きることの素晴らしさ、その心を震わすような美しさもみな、鮮明には感じられなくなってしまうかもしれません。
　困難に直面したとき――痛みや病気にせよ、ストレスにせよ――それを遠ざけたくなるのはごく自然なことです。その方法はいくらでもあります。すでに失敗したやり方を躍起になっていつまでも繰り返したり、問題を無視したり、さまざまなことで気を紛らわしたりもできるでしょう。しかしこうしたやり方はいずれ限界を迎え、自分自身が力尽きるか、問題が抱えきれないほど大きくなって、対処しきれなくなるときがきます。岐路に立たされたと

き、私たちの前には2つの道があります。1つは、何の問題もないふりをして、そのままやっていくこと（そして生きる喜びや豊かさを失っていくこと）。もう1つは、自分自身や物事との向き合い方を変えることです。この新たなアプローチは、自分自身や苦痛をマインドフルに受け入れる道です。苦痛があることが許せなくても、心から恐ろしく感じていても、それに向き合い、受け入れるのです。

　多くの人が「受け入れる」という考えには強い抵抗を感じます。慢性の痛みやストレスを抱えていれば、なおのことでしょう。そこには、どこか運命に消極的に従うような響きがあります。なぜ物事を「諦め」て、希望を捨てて生きる必要があるのか、と思われるかもしれません。しかしマインドフルな受容には、そうしたことはまったく必要ありません。マインドフルネスによって深く集中した意識から生まれてくる受容のあり方は、よくある消極的な受容とは似て非なるものです。マインドフルネスにおける受容とは、立ち止まって、物事をあるがままに認め、はっきりと見極めることなのです。現状をさしあたり、ただそのまま受け入れます。人生にただ耐えるのではなく、積極的に受け入れるのです。

　また、マインドフルな受容には別の側面もあります。それは周囲の人や世界への思いやりを持つことです。これについては後の章で詳しく学んでいきますが、その第一歩は自分自身を思いやれるようになることです。そのためには、自分の思う「失敗」「弱さ」「欠点」を理由に自己批判したり、どうしようもなく苦しんでいるのは自業自得なのだと自分を責めたりするのをやめる必要があります。そして何より、あるがままの自分を、欠点やちょっとした癖や、抱えている痛みも含めて、穏やかに認めることが望まれます。人によってはこうしたことのほうが、苦痛やストレスに対処するよりも難しいかもしれません。それでも、思いやりを持って受け入れることで、やがては劇的に痛みが和らぎ、人生が好転していきます。

　思いやりを持って受け入れることの効果は多くの研究で示されています。これにはどんなストレス、恐れ、不安をも消していく力があります。そして重要なのは、マインドフルネスの他の効果と同様に、その変化が脳に定着することです。トレーニングによって痛みの認識や、生の感情に関わる複数の

脳領域に、有意なプラスの効果が出ることが脳スキャンを使った研究で示されています。そして驚くべきことに、こうした脳の変化は、「思いやりと受容の瞑想」などの瞑想実践をわずか8週間続けた後には起こり始めます[*1]。実践を続けるにつれ、痛みが起きても以前ほど激しいものではなくなり、すぐに治まるようになっていきます。また不安、ストレス、抑うつ、疲弊に悩まされることも少なくなり、その症状も以前より軽くなっていきます。こうして徐々に、穏やかで思いやりに満ちた、受容的な心で物事に向き合えるようになります。思いやりと受容がもたらすのは、こうした好循環です。

今週の実践では、痛みや苦しみの核心に向き合う方法を学んでいきます。難しく感じるかもしれませんが、その理由は実践中に出会うことそのものではなく、私たちが実践中に出会うだろうと恐れていることにあります。そのために、この時点でプログラムをやめてしまおうと考える人もいます。もしもそうしたくなったら、思い出していただきたいことがあります。プログラムを続けるのは簡単ではないかもしれませんが、ここで投げ出せば、この先も苦痛やストレスに悩まされ続ける生活が待っています。怖くて尻込みしたくなったときには、思い出してください。プログラムをここまで進めてきた努力はすべて、この実践に通じていたのです。これまでの実践で、私たちは集中力を養い、心と身体のつながりを取り戻す方法を学びました。準備はできています。新しく身につけた力で、人生を大きく好転させていきましょう。

第4週の実践

- 10分間の「呼吸瞑想」(79ページ参照、付属CDトラック2)を、1週間のうち6日間実施。
- 10分間の「思いやりと受容の瞑想」(117ページ参照、付属CDトラック4)を、1週間のうち6日間実施。この瞑想は、できれば呼吸瞑想とは別の時間帯に実践します。また、心と身体を落ち着かせるために、思いやりと受容の瞑想の直前にボディスキャンなど、別の瞑想を行うのも効果的です。
- ペーシング日誌を分析し「ベースライン」の実践に取り組む(126ペー

ジおよび129ページ参照)。
- 習慣を手放す：重力と和解する(135ページ参照)。

受け入れること

　ブレスワークスプログラムで学ぶ要点の1つは、苦痛の2つの要素、つまり一次的苦痛と二次的苦痛を見分けることです。一次的苦痛は、さまざまな場面で身体に実際に感じる不快な感覚です。これに対して二次的苦痛は、一次的苦痛への抵抗や反応によって、その上に重なるように起こる苦痛です。多くの場合、身体に実際に感じる苦痛よりも、この二次的苦痛のほうが私たちを強く苦しめています。そして今こうして学んでいるように、マインドフルネスのトレーニングを通じて一次的苦痛を受け入れることで、二次的苦痛を和らげることや、完全に克服することもできるようになります。それによって、生活の中で実際に感じる苦痛は大きく軽減されます。つまり、変えられないこと(一次的苦痛)を受け入れ、そうでないこと(二次的苦痛)は変えていけるようになるのです。

　第4週の実践では、自分の身に起きる不快感に思いやりを持って向き合い、その生の感覚を感じ取ります。不快感が強まったり弱まったりする様子を観察し、そうした感覚を和らげる呼吸の力を体験します。また、不快感が起きたと気づいたときに、習慣的な反応に陥らない練習をします。そして何よりも、一次的苦痛と二次的苦痛の違いを、心の奥深くで直観的に感じ取ることを学びます。このように、マインドフルネスは感じることを抑えつける——感じるのを恐れたり、避けたりして心に入れないようにする——のでもなく、感じることに反応し、どっぷりと漬かって、のみ込まれるのでもなく、それらの両極端の間を通る道と考えることができます。

　本質的には、マインドフルネスとは身に起きては過ぎ去っていく経験を歪めずに、はっきりと見極めることなのです。これによって、苦痛に反応も抵抗もしなくてよいことが分かります。二次的苦痛を悪化させるのはこうした反応や抵抗です。だからそれをやめれば、苦痛はほとんど——時には完全

に——消えていくのです。

　この瞑想に必要な、思いやりに満ちた気づきを「正しく」養うのが難しいと思う人もいます。その思いは内向し、ますます自分を許せなくなるかもしれません。「どうして自分に対してもやさしくなれないの……？　こんなこともきちんとできないなんて！」。そうした気持ちが起こるときには、しばらく自分の心の動きをただそのまま観察しましょう。そうしていると、不安やストレス、批判的なものの見方が少しずつ和らいでいきます。決して自分を責めないようにしてください。不安やストレスを感じたり、自己批判的になったりしていることを、さしあたり、ただそのまま受け入れます。この瞑想をするときには、まず自分の感じていることに思いやりを持って向き合うのが最適な出発点なのです。

　こうしたことが起こりそうで不安になったときは、少し立ち止まって、自分の気持ちを受け入れ、自分の心に笑いかけてみましょう。最初はちょっとうそっぽく感じるかもしれませんが、そうしてみてください。大切な人を心に思い浮かべてみましょう。大好きなペットでも構いません。それが、だいぶ昔に死んでしまったペットだとしても大丈夫です。お気に入りの場所を頭に浮かべるのもよいでしょう。大事なのは、自分の心に温かさと思いやりをもたらすことなので、最初はどれほど白々しく感じても問題ありません。そしてゆっくりと、できる範囲でそうした気持ちを自分自身にも向けて、心を温かさ、愛情、思いやりで満たしていきます。

　ただし、それがうまくいかなかったとしても、マインドフルネスに失敗はないということも忘れないでください。このことは、思いやりと受容の瞑想には特に当てはまります。あなたの気持ちは、あなたの気持ちです。それが好きになれないのなら、少し待ってみましょう。すぐにまた別の気持ちがやってきます。

思いやりと受容の瞑想

　この瞑想では痛みや困難に、とても穏やかに注意を向け、やさしく、

思いやりに満ちた心で向き合うことを学びます。これによって二次的な抵抗や苦痛を和らげていくことができます。そして、痛みや困難、心に生じる抵抗を、一瞬一瞬、やさしく穏やかな呼吸で包み込んでいきます。

*準備

　リラックスできる姿勢をとりましょう。問題がなければ、座って行うか、横になって行うことをお勧めしますが、自分に合っていればどんな姿勢でも構いません。

　そっと身体の力を抜いて重力に任せ、ベッドや床、椅子に体重を預けます。身体が重力でゆったりと床のほうに引かれ、しっかりと支えられる感覚に身を任せます。

*瞑想

　だんだんと呼吸に意識を集めていき、それを全身で感じ取ります。呼吸が身体の前面、側面、背面をやさしく揺り動かすのを感じます。身体の奥深くで呼吸を感じます。ゆったりと規則的に身体を動かす呼吸に、意識をとどめることができるでしょうか。

　では、とてもやさしい気持ちで、ゆっくりと意識を広げていきます。痛み、不快感、強い疲労感など、今経験している問題を、どんなことでも意識に取り入れます。大切な人が困っていたり、傷ついていたりするときに自然とそうするように、それらをやさしく意識の中に受け入れていきます。しばらくその感覚とともに、柔らかく呼吸を続けます。そうすることに恐れを感じるときは、その恐れとともに、穏やかに呼吸をします。呼吸に伴う身体の感覚に、何度でも意識を引き戻します。

　抵抗を感じるときや、痛みなどの感覚が非常に強く、変化がないように感じるときは、干し草の塊が自分のそばにあることをイメージします。その干し草の塊が、痛みやそれに対する抵抗であると想像してみます。

そして、それにゆっくりゆっくりと寄りかかっていくことを想像します。その表面にだんだんと体重を預けていきます。寄りかかっていくと、干し草は身体の重みで少しだけしなり、思っていたよりもその表面がしなやかで柔らかいことが分かります。痛みへの抵抗もこれと同じで、「身体を預ける」と、柔らかくしなるのが感じられるかもしれません。いつでも、身体はやさしい呼吸に揺られ、穏やかに動き続けているのです。

　では、意識をもう少しきめ細かく感覚に集中し、痛みや不快感を正確に感じ取ってみます。何を感じるでしょうか。感覚はいつも変わり続けていて、どの瞬間をとっても完全に同じでないことが分かるでしょうか。そして、今実際に経験していることを細かく感じ取っていくと、例えば、背中側全体が痛むと思っていたとしても、本当に痛みがあるのは腰の部分だけだったということに気づくかもしれません。抱えていることがどんな問題であったとしても、このように細かく観察していきます。もしかすると不快だと思っていた感覚の中にも、心地よい感覚──例えば、ちくちくとしびれるような感覚──が見つかるかもしれません。あるいは、抱えてきた問題にようやく向き合えたことで、気持ちが楽になるかもしれません。抵抗し続けて、苦痛や緊張を悪化させるのではなく、やさしさと好奇心を持って向き合うことができるのです。

　思考や感情に意識を向けてみます。痛みや自分の抱える問題に対して、何か思考や感情が起きているでしょうか。それを抑えつけず、のみ込まれることもなく、一瞬一瞬、生まれては消えていくままにしておくことができるでしょうか。やさしい呼吸が絶え間なく生み出す身体の基本的な感覚を意識しながら、思考や感情を少しだけ、あるがままにしておくことができるでしょうか。

　忍耐強く、穏やかで、やさしい気持ちを養っていきます。

　自分の感じていることに圧倒されそうなときには、今起きている別のことに意識を広げてもよいでしょう。例えば、音や匂い、部屋の温度などです。広く開かれた意識の中で、痛みや不快感も、現れては消えてい

く他のいろいろなことと同じように感じ取ります。

　感覚がせき止められたように、あるいは麻痺したように感じるときには、今経験していることを、もう少しだけ集中して感じ取るようにしてみます。実際に起きている感覚、思考、感情に関心を向け、力を抜いてそれを観察します。自分の中の抵抗や固さを、呼吸で緩めます。呼吸には身体や心を強く落ち着かせる効果があるとイメージして、その力で抵抗や固さが自然と消えていくのに任せます――ほんの少しだけでも構いません。

　そして、呼吸を自分への思いやりで満たします。息を吸いながら、やさしさが全身に流れ込むのをイメージし、息を吐きながら、そのやさしさがどこまでも深く染み込み、身体が温かい思いやりの気持ちで満たされていくのをイメージします。自分自身への深いやさしさ、いたわり、穏やかさ、思いやりを感じながら呼吸を続けます。

　痛みや不快感があればそれも含めて、全身を呼吸でやさしく揺り動かします。まだ強く抵抗を感じているのなら、その気持ちもやさしく穏やかな呼吸で満たします。あらゆることを、とてもやさしい気持ちで、感じるままに受け入れます。

＊終わりに

　では、ゆっくりと瞑想を終了します。部屋の中の音、外の音にまで意識を広げます。目を開けて、意識は身体の奥深くにとどめたまま、自分へのやさしさといたわりの気持ちを持って、ゆっくりと動き出します。そして少しずつ少しずつ、その日の活動に気持ちを戻していきます。瞑想中に養った自分への思いやりを心にとどめるように心がけ、自分の経験することに、何度でもやさしい気持ちを吹き込みます。何をしているときも、心の抵抗や嫌悪をやさしい呼吸で和らげます。

思いやりと受容の瞑想の実践が最初は少し負担に感じる人もいます。何年もため込んだ不安や心配事が、ダムが決壊するかのように、一気に噴き出してきたと感じられることもあるので、少し圧倒されてしまっても不思議ではありません。コースを受講したマイケルは、こうした感情と争ったり、それを抑えつけようとしたりせずに、海に浮かぶブイのように、ともに漂うことが有効だと気づきました。マイケルはライフガードだったため、海で事故に遭った人を救助するときと同じようなアプローチで瞑想に取り組みました。
　「自分が痛みや感情にのまれて、溺れそうになっていたことに気づいたんです」。マイケルは言います。「最初は必死で抵抗していました。自分が海で助けていた人たちみたいに。だけど、強い潮の流れに逆らっては泳げないように、感情の流れに抵抗することなんかできない。もっとうまいやり方を身につけなければなりません。海で溺れている人を救助するときは、まずその人の恐怖感を静めてから、潮の流れを横切るように泳いでいきます。潮流に逆らったりはしません。絶対に勝てませんから」
　マイケルは意識を広げることで、感情の流れの中を「横切って泳げる」ことを学びました。心の中で一歩退いて、自分の意識の全体を感じ取ります——呼吸のリズム、衣服が肌に触れる感覚、背景に聞こえる海の音、そして身体の痛みも。このようにして、自分の「器を広げる」ことで、荒れ狂う心や身体の感覚を受け入れます。こうして意識の範囲を広げると、マイケルは意識の流れの上を「漂って」いられることに気づきました。心にそっと言い聞かせます。「これを感じても大丈夫。一緒にいても大丈夫」。そうすることで、瞑想中に思いやりを持って受け入れる気持ちを取り戻せることが少しずつ分かってきました。
　「けがから回復するには長い時間が必要だということを受け入れました。そうしたら、自分と争わずに済むようになって、よく眠れるようになったし、前みたいに『もんもん』と悩まずに、理学療法を続けることもできました。それからは回復がずっと早くなりました」
　不快感が噴出してきたときのもう1つの対処法は、一度にすべてに対処する必要はないと自分にそっと言い聞かせることです。一歩退いてもよいのです。痛みにできるだけ近づいてみて、その感覚があまりにも激しくなったと

きには、別の何か——例えば呼吸——に意識を向けます。しばらくして、温かさ、好奇心、思いやりの気持ちが戻って来てから、また痛みに向き合うとよいでしょう。目的は不快感をせき止めたり、無視したりすることではなく、ただしばらくの間、他の何かに意識を向けることです。少しして、また十分な余裕ができたときに、意識をその不快感に向け直せばよいのです。決して急ぐ必要はないことを心に留めておいてください。一度にすべてを感じる必要はありません。とはいえ、もう一度意識を向け直すときには、その不快感が和らいでいることもよくあります。

　一方で、痛みに「溺れる」のとは逆に、麻痺したように、あるいは経験していることから切り離されたように感じる人もいます。こうした場合は、今経験している実際の感覚にもう少し集中して、その特質を詳しく観察しましょう。その感覚は鋭いでしょうか、穏やかでしょうか。大きいでしょうか、小さいでしょうか。激しいでしょうか、鈍いでしょうか。また、その「本質」についても詳しく確認するとよいでしょう——その感覚が変化し続け、刻一刻と生まれては消えていく様子を観察します。激しく感じられたかと思うと、次の瞬間にはもっと心地よい、ちくちくとしびれるような感覚に変わるかもしれません。このように観察していると、痛みや不快感は思ったほど固定的ではないことが分かるでしょう。また、最初は身体の大部分、あるいは全身に広がっていると思っていても、実はそうでもないかもしれないと気づくこともあります。経験していることから習慣的に目をそらしていると、いつの間にかそれが意識の中心に居座り、生活が支配されてしまうことがあります——いつどこに潜んでいるか分からない怪物のように。こうした思いは、一瞬一瞬の実際の感覚よりも、はるかに大きな苦しみとなることがあります。

　また、麻痺したように、あるいは「せき止められた」ように感じるのは身体の感覚だけでなく、感情にも起こりうることです。キャロラインは実践を通して、自分が扱いにくい感情をいつも無視していたことに気づきました。しばらくはそうした感情から目をそらしていられても、長くは続きませんでした。感情が膨らんで押しつぶされそうになったためです。キャロラインは突然の激しい不安発作に何度ものみ込まれるようになりました。悪い予感が

次々に頭に浮かびます。間もなく耐え難いほど苦しい思いに苛まれるようになりました。「どうしよう、私、死ぬんだ。ああ、もうほとんど時間がない。人生を無駄にしてる。何一つうまくできないよ。私、どこかおかしいんだ。死んで当然なんだ……」。こうした強烈な不安とストレスの発作は、身体には緊張、吐き気、強い疲労感になって現れました。そしてその症状のために、健康への不安がさらに膨らんでいきました。

キャロラインは思いやりと受容の瞑想を通じて、1つ1つの不安が、彼女の言う「感情の大洪水」に至る前に認識できるようになりました。不安が最初に起きた時点で認める——ただ感じ取って、それを受け入れる。嫌なことではありますが、そうすることで、感情が雪だるま式に膨らんで、手がつけられなくなるのを防げます。キャロラインにとって、それは目の覚めるような発見でした。その後、週を重ねるごとにだんだんと「感情の大洪水」が起きることは減り、キャロラインは内面の自信を取り戻していきました。

ビクトリアにとって困難に圧倒される感覚は、転んで泥だらけになって、それを洗い落とせなくなったかのように感じられるものでした。どこへ行っても、その泥はついてきます。生活の中で経験する嫌なことが残らず自分にこびりついて、離れなくなってしまったかのようでした。それでも、思いやりと受容の瞑想を通して、そうした泥がみな、二次的苦痛に似ているのが分かってきました。そして、苦痛や悩ましい思いを意識にとどめたまま、とても穏やかに呼吸していると、自然と心が開いて柔軟になっていくのに気づきました。少しずつ、泥に覆われたような感覚も薄れていきました。まるで、瞑想がその泥をやさしく洗い落としてくれたかのようでした。そして「泥」の大部分が、実は嫌な思いをしている自分を厳しくとがめ、もっと違った感じ方をすべきだという誤った思い込みで非難していたことから生じていたと気づいたときには、心の底から驚きました。思いやりと受容の瞑想によって、ビクトリアはどんなことでも、以前よりずっと楽に受け入れられるようになりました。

フリックは変形性骨炎という代謝性疾患のために、左の膝や脚部の激痛に悩まされており、とてもそれを受け入れられるとは思えませんでした。身体の障害のため、数メートル動くのにも杖が必要でした。フリックの症状は

「治す」ことのできないもので、主に鎮痛剤で対処していましたが、そのために身体中が「しびれた」ように感じていました。

　フリックは言います。「この痛みを治す方法を探し始めたんです。絶対に見つけてやろうと思って。でも、そうやって血眼になって解決策を探しても、ますます苦しくなるばかりでした。自分が身体だけじゃなくて、感情的にも苦痛を抱えているのは自覚していたけど、それが実際どれほどのものかは分かっていませんでした。思いやりと受容の瞑想を、ガイダンスに沿って穏やかなやさしい気持ちで実践していて、自分がどれほど痛みに抵抗していたのか分かったときはショックでした。大きな岩が胸につっかえているみたいに感じて。あんなに苦しいことってあるでしょうか。

　だけど、ずっと目をそらしてきたことに向き合えたのが、大きな転換点になりました。最初は簡単には受け入れられなくて、時折泣いてしまうようなことが1週間近く続いたと思うけど、同時に心が楽になった気もしました。自分の身体や経験することを、一瞬一瞬、リラックスして感じていられるようになったから。扱いにくい感情から目をそらして、意識の外に押しやることで、苦しみをどんどん上塗りしていたのに気づいたんです。マインドフルネスのおかげで、塗り重ねてきたその苦しみを少しずつ減らしていくことができました。

　今でも身体に痛みはあるし、歩くのに杖も必要です。でもそれは変わらなくて、それでいいんだって思えるようになりました。もう、何年もため込んだつらい感情に悩まされてはいません。マインドフルネスは私の生活を変えただけじゃなくて、私を救ってくれたんです」

　ただ受け入れるだけで、痛み、苦しみ、ストレスが急激に減っていくような出来事が次々と起こり始めることも多いものです。エレインはそれを、身をもって学びました。

　「マインドフルネスに出会ったことは人生の転機になりました。おそらく私の慢性痛は80〜90％ほど軽減されたと思います。実際、毎日痛みを感じていたのが、せいぜい月に1、2回、急な痛みを感じる程度になったんです、本当に。マインドフルネスの技術はシンプルながら、人生を変えるほど強力なものですが、実践を続けていないと、痛み、不安、ストレスがまた強ま

ことがあるのも分かりました。

　自分の痛みが本物じゃなかったとは決して思いません。初めは間違いなく本物の痛みでした。私はひどいけがをしたために、ペースを落として、休んだり、生活を変えたり、リハビリをしたりと、身体の声に耳を傾けなければなりませんでした。そうしているうちに身体は回復してきました。でも、心は痛みを感じることに慣れてしまって、そればかりに目を向けるようになっていました。──心は本当に強力で、信じることによって、同じものが正しく見えたり、間違って見えたりします。

　なぜ自分自身にやさしく、マインドフルでいたほうがよいのでしょうか。私たちの生活のペースは速くなりすぎていて、立ち止まって息をついたり、リラックスしたりする時間がとれなくなっているからです。これではよくありません。心にも身体にもよいわけがありません」

　思いやりと受容の瞑想を実践している間は、できる限り、痛みを「治そう」という思いにとらわれないようにしましょう。思いやりと受容には物事を改善する力があるので、自分が抱えている問題の解決にそれを利用したくなるのはごく自然なことです。しかしこれは「することモード」の働きです。「することモード」が動き出すと、心の中で自動操縦と嫌悪の回路が活性化するため、元の悪循環に引き込まれていってしまいます。それが緊張やストレスを悪化させ、その結果、心身の苦痛がさらに強まって、回復の妨げになることもあります。反対に、心を意識的に、受容と思いやりに基づく「あることモード」に切り替えることで、人生は徐々に、驚くほど好転していきます。もちろん、この瞑想で苦痛を治したいという思いを完全になくすことはできないので、そうしたくなる傾向をただ意識するようにしましょう。

　パーキンソン病を患うピートは、自分の病気の現実を受け入れることで、それまでよりもはるかに充実した生活を送れるようになりました。何年か努力した後、ピートは病気を「治す」ためにできることはほとんど何もないという事実を受け入れました。ピートの症状は、時とともに進行していくと見込まれていました。最初は少しずつ衰えていく身体にいら立ち、怒りを感じていましたが、呼吸をやさしさで満たすようにイメージすることで、怒り、くやしさ、ストレスは和らいできました。そうすることで、自分に対して以

前よりもやさしい気持ちを感じられるようになり、心の中で病気との折り合いをつけられるようになりました。そしてだんだんと、あるがままの自分の人生を心から受け入れられるようになっていきました。ピートは、自分がパーキンソン病でありながら、素晴らしい人生を送っていることに気づいたのです。症状を受け入れるにつれ、ストレスが和らぎ、病気に振り回されたり、苦しんだりすることも減っていきました。

ペーシングプログラム：日誌を分析する

　先週は、日々の生活にうまく対処できるようになるために「ペーシング」という考え方を学び、日誌をつけました。今週は作成したペーシング日誌を分析します。簡単な作業なので、ほんの20〜30分でできるでしょう。いつ分析を行うかを決めて、そのための時間を確保しておくことをお勧めします。記入した日誌の情報量がまだ十分ではないように感じても、問題ありません。その場合はあと数日、あるいは必要な分だけ日誌をつけ続けるとよいでしょう。ただし、目的は「完璧な」日誌を作ることではなく、日々の活動と、それによって起こるストレスや緊張、苦痛の全体観をある程度つかむことです。ペーシングは「現在進行形のプロジェクト」であり、状況の変化に合わせて柔軟に調整していくものだと考えてください。

　今週は、以下の2つの作業を行います。

1. 日誌を分析する。
2. それぞれの活動の「ベースライン」を見つける。ベースラインとは、過度のストレスや不快感を起こすことなく、ある活動を快適に行える時間の長さです。ベースラインを見つけたら、それを少しずつ伸ばすことによって、生活を最大限に健康で幸福なものにしていけます。

　ペーシングは痛みや病気の症状を和らげることを主眼とするものですが、慢性のストレスにも効果を発揮します。慢性のストレスに何年も苦しんでいるのであれば、一日を通して適度なペースで活動できるようになることで得

るものは大きいでしょう。それによって、緊張が大きくなるのを予防し、少しずつストレスを和らげることができます。

1. 日誌を分析する

日誌分析シートのテンプレートを本書の付録（223ページ参照）に掲載しています（英語版のテンプレートは http://www.breathworks-mindfulness.org.uk/ および http://franticworld.com/ からダウンロードすることができます）。まず、日誌に記入した情報を、分析シートの3つの列に書き写していきましょう。分析シートは必要な分だけコピーをとってください。記入済みのシートのサンプルを次ページに掲載しています。

分析シートの「＋」の列には、痛みやストレス（または自分が確認すると決めたその他の症状）が悪化した活動を書き写します。「0」の列には変化のなかった活動を、「－」の列には痛みなどの症状が和らいだ活動を転記します。その際、それぞれの活動時間の長さも併せて記入します。

おそらく、分析シートに情報を転記するだけでも、これまで気づかなかった傾向が見えてくるでしょう。すぐに症状を改善できる方法が明らかになることもあります。例えば、座っていると症状が悪化し、横になっていると改善することが分かったとします。この場合は、症状が悪化しないように、座る時間の長さを調整する必要があるのかもしれません。

学校教師のスティーブは何年も、慢性的な背中の痛みに苦しんでいました。日誌を分析していると、その痛みが主に黒板を消す動作によって起きていることが分かりました。そして黒板を消すのをやめると、痛みはほとんどなくなってしまったのです。

活動日誌の記入欄が足りなくなるほど、まったく休憩をとらずに活動していたことに気づくことも珍しくありません。この場合、そのことだけでも疲弊やストレスや不眠の理由の説明になるかもしれません。

休憩を多くとらなければならない症状の場合は、休憩時間もシートに記入します。すると、日によって休憩の長さに大きなばらつきがあることが分かるかもしれません。その場合は、休憩時間をもっと均等に配分するとよいでしょう。著者のヴィディヤマラが記入した休憩時間分析シートのサンプルを

日誌分析シート　サンプル

日誌の抜粋（1週間分の日誌から）

＋ 痛みなどの症状が悪化した	０ 痛みなどの症状に変化なし	− 痛みなどの症状が和らいだ
朝食—座って（30分）	マインドフルな動きの瞑想（20分）	横になって瞑想（20分）
デスクで仕事—座って（1時間）	読書—ベッドで眠るまで（1時間）	横になってボディスキャン（40分）
瞑想—座って（20分）	シャワー、着替え（30分）	ソファーに寝そべってDVD鑑賞（2時間）
昼食—友人と座って（1時間）	夕食—座って（1時間）	入浴（30分）
車を運転してスーパーへ、買い物、帰宅（1時間20分）	読書—ベッドで眠るまで（30分）	横になってボディスキャン（20分）
デスクで仕事—座って（1時間）	デスクで仕事（1時間10分）	ベッドに横になって休憩・読書（1時間）
夕食—座って（1時間）	瞑想—横になって（40分）	ベッドに横になって休憩・読書（40分）
就寝の準備（30分）	入浴（20分）	少しストレッチ、マインドフルな動きの瞑想（15分）
デスクで仕事—座って（2時間）	ベッドで横になって読書（30分）	シャワー、着替え（30分）
瞑想—座って（30分）	料理（20分）	横になって朝食（30分）
泳ぎに行く（2時間）	横になって電話（1時間）	横になってママに電話（40分）
デスクで仕事—座って（1時間30分）	部屋でのんびりする（45分）	横になって昼食（1時間）
パソコンでfacebookなど—座って（20分）	車を運転して買い物へ（30分）	横になってDVD鑑賞（1時間）
瞑想—座って（45分）		横になって夕食（1時間）
デスクで仕事—座って（50分）		横になってテレビを見る（2時間）
少し散歩（30分）		横になって打ち合わせ（1時間）
電話で話す—座って（20分）		
車を運転して買い物へ（45分）	ベースライン　座る：痛みが悪化する最短時間＝20分 80％＝16分	
昼食—座って（20分）		

以下に掲載します。未記入のテンプレートは付録（224ページ参照）をご覧ください（英語版はhttp://www.breathworks-mindfulness.org.uk/およびhttp://franticworld.com/からダウンロードすることができます）。

休憩時間分析シート　サンプル

日付	時間	合計回数	合計時間
4月25日	1時間	1	1時間
4月26日	1時間、1時間10分、1時間、40分	4	3時間50分
4月27日	3時間	1	3時間

（このサンプルは108〜110ページに記載した3日分の日誌から休憩時間を抜き出したものです。著者はこの表から、休憩のとり方が非常に偏っていたことに気づきました。これは日誌をつけていなければ、分からなかったことでした。）

2. ベースラインを見つける

　日誌の分析が終われば、ベースライン——痛みなどの症状を悪化させずに、ある活動を続けられる時間の長さ——を割り出す準備はできています。日によって症状は異なるかもしれませんが、ベースラインを見つけることで、それを悪化させずに続けられる、定まった活動量を設定することができます。

　ベースラインを見つけるためには、日誌分析シートの中で、症状が悪化した活動を記録した「＋」の列を確認します。そして、各活動に費やした中で最短だった時間を特定します。すると、他と比べれば短いこの時間でも、症状を悪化させる長さだったことが分かります。著者のサンプルシート（前ページ参照）では、座っていて痛みが悪化した時間の最短は20分でした（1時間座っていても痛みが悪化しなかった例もありますが、安全なベースラインを見つけようとするときには、記録の中の一番短い時間を選ぶのが理にかなっています。目的は時間をかけてベースラインを改善していくことなので、最初は少し慎重になったほうがよいでしょう）。ベースラインはこの最短時間の80％とします。ここでは20分×0.8＝16分なので、座ることのベースラインは16分です。

　このベースラインは、身体が許容できる活動量が増えるにつれて、伸ばし

ていくことができますが、まずはこの時間から始めるとよいでしょう。このベースラインでもストレスや不快感が起きる場合は、さらに時間を短くしていき、最終的に症状を悪化させずに活動できる長さが見つかるまでそれを続けます。

　ベースラインが見つかったら、それを守って活動するのにタイマーが役立つでしょう。例えば、長く座ることで症状が悪化するなら、仕事や打ち合わせで、あるいはテレビの前に座るときにタイマーをセットしておきます。そしてタイマーが鳴ったら、少し身体を動かしたり伸ばしたりするか、しばらく横になります。こうしたやり方を自分の症状に合うように工夫します。

　自分の許容範囲——特定の作業や活動をする力——を改善したい場合は、ベースラインを徐々に伸ばしていきます。これから何週間か、それを実施していきますが、慎重を心がけ、膨張—破裂サイクル（103ページ参照）に陥らないように気をつけましょう。ベースラインは少しずつ改善していくほうが、それを飛び越えて無理な活動をした後で、疲れ切って何もできなくなってしまうよりもはるかに有益です。

　ベースラインを見つける際は、1度に1つの活動に絞って調べるとよいでしょう。著者の場合は、分析の結果、座ることが特に大きな問題になっているのが明らかだったため、まずはそこに着目しました。そして、症状を悪化させずに座れる長さを見つけたことで、それからは膨張—破裂サイクルに陥らずに済むようになりました。その後、著者は別の活動のベースラインも設定していきました（次ページのサンプル参照）。このようにして、だんだんとバランスのとれた生活を送れるようになり、全般的な健康状態も少しずつ改善し、苦痛やストレスが減っていきました。ご自身でこれを行う際は、活動をどのように変更したか記録に残していくとよいでしょう（次ページのサンプル参照）。こうすることで、そのときの心の状態によって、記憶が歪められるのを防げます。未記入のテンプレートは付録（225ページ参照）をご覧ください（英語版はhttp://www.breathworks-mindfulness.org.uk/ およびhttp://franticworld.com/ からダウンロードすることができます）。

　そして、自分に合ったペーシングプログラムをつくっていくことも大切です。掲載したサンプルはガイドラインとして参考にするためのものなので、

ベースライン記録シート　サンプル

活動内容：水泳

ベースラインレベル：週3回、クロールと背泳を切り替えながらプールを5往復。合わせてプールサイドで脚のエクササイズも実施。

日付	達成レベル	備考
6月25日	5往復、午前中に	良好 実施エクササイズ： 片脚10回ずつ、前後に レッグリフト10回 レッグクロス10回 （後で痛みが悪化したため、次回は内容を減らす）
6月28日	5往復、午前中に	良好 脚のエクササイズを片脚5回ずつに減らした（それでも痛みが悪化したが、前回ほどひどくなかった）
6月30日	5往復、午前中に	良好 6月28日と同じく片脚5回ずつで、レッグクロスは控えた（痛みは悪化しなかったため、しばらくこのメニューを続ける）

書いてあることに過度にこだわったり、機械的に同じことをしたりする必要はありません。生活や症状は1人1人違うので、時間をかけて一番自分に合う方法を見つけてください。

　ベースラインを割り出せたら、準備完了です。これから何週間か、ベースラインを意識しながら生活し、必要に応じて少しずつそれを伸ばしていきましょう。

注意点

　おそらくこの先の数日から数週間で、ペーシングを続けるのが難しいと思うことがあるでしょう。また、うまくできていないと感じることも多いでしょう。これは誰にでもあることなので、気を落とさないでください。ペーシングは長期的なプロジェクトと考えて、自分への好奇心と思いやりを持って取り組みましょう。痛み、病気、ストレスを抱えて生きるのは困難で、日々の暮らしに気づきと自信を取り戻すには、大きな忍耐やさしさが必要です。ペーシングプログラムは生活を改善する手段であって、自己批判の材料

を増やすものではないことを忘れないでください。

　多少とも自分の置かれた状況を受け入れていなければ、適度なペースを保つのは難しいかもしれません。多くの場合、ペーシングへの抵抗は、完全に健康で痛みがなく、ストレスもずっと少なかったころに戻りたいという思いと結びついています。だとしても私たちにできるのは、適度なペースを保ち、今できる範囲で最大限に充実した生活を送るか、膨張─破裂サイクルに逆戻りするか、二つに一つです。自分の夢想した生活を現実に求めても、待っているのは失望でしかありません。いずれは目の前の新しい現実を受け入れなければならないのです。その過程では、身体が以前のように動かなくなり、健康や活力を失った現実を悲しむことも必要になるでしょう。厳しく、後ろ向きなアプローチだと感じるかもしれませんが、こうして思いやりを持って状況を受け入れることが、人生をできる限り充実させる土台となるのです。それができれば、自分の症状と調和して生きていけるようになります。

やり始めたら、絶対に最後まで続ける？

　ペーシングに取り組んだジェニーはあることに気づきました。「痛みを悪化させずに立っていられるのは10分間だと分かったんです。例えば食器を洗うときは、タイマーを10分にセットしておいて、それが鳴ったら別のことをします──何分か横になったり、座ったり。それからまた10分間、食器洗いに戻ります。そんなことをしようなんて、考えもしませんでした。食器を洗い始めたら、全部終わるまで続けるものだとばかり思っていたから。やっていることを何度も中断して、また始められるなんて、画期的な考え方でした。

　すぐに、痛みが強まったり弱まったりするメカニズムを誤解していたことに気づきました。横になると調子が良くなることが多かったから、できるだけ長く横になったほうがいいと思っていたんです。それと、散歩でもときどき調子が良くなると気づいたので、長く散歩したほうがいいと思いました。でも、どちらも役に立ちませんでした。必要なのは、やることを頻繁に変えることだったんです。散歩は15分、横になるの

は10分が最適で、それ以上長く横になっていると痛みが悪化します。

　それが分かると、痛みに対してはなすすべがないのではなくて、どう対処するか自分で決められるんだって思えるようになりました。状況は思い通りにならないこともあるけれど、自分の行動は以前よりも意識的に選ぶことができます。

　痛みを手に負える範囲にとどめておく方法も分かってきました。例えば、1時間半ごとに5分間横になります。座ってパソコンの作業ができるのは20分までです。歩くのは1時間くらいまで。そして毎日いろいろな種類の『マインドフルな動きの瞑想』をする必要があります。椅子に快適に座っていられることはほとんどありません。それから、驚いたことに、走っている車になら3時間座っていられるけど、電車だと1時間が限界だったんです。活動のバランスは細かく調整しなければいけません。例えば、普段の生活では人より多く休憩をとる必要がありますが、定期的に参加する瞑想のリトリート（研修会）では、他のどの参加者よりも身体を動かさないといけないんです」

　進行性の病気を患っていると、ベースラインや活動の許容範囲が時とともに低下していくかもしれません。この場合、ペーシングそのものがうまくいっていないわけではないので、自分の病状を斟酌して取り組むことが大切です。リチャードは進行性の多発性硬化症を患っていたため、長期的にベースラインを保つことができませんでした。初めは落胆していましたが、しばらくすると、実践できることに意識を集中し、長期的にベースラインが下がってくることを十分考慮した上で、できる限りそれを保つように気持ちを切り替えました。それによって膨張―破裂サイクルに逆戻りすることはなくなりました。そして、ブレスワークスが開催する日帰りのリトリートや、予約不要のクラスに何年も参加しながら、できる限り意識的に病気に対処していました。穏やかに状況を受け入れ、最大限に充実した人生を送るというリチャードの静かな決意は、いつも他の参加者に前向きな影響を与えてくれました。

またペーシングは、時には活動量を減らすよりも、増やすことにつながります。これまで、ペーシングプログラムは楽にできる活動量から始めることをお勧めしてきました。しかし、日々の活動に費やす時間を伸ばすことから始めたほうがよいケースもあるのだと考えてください。糖尿病性末梢神経障害で、足に痛みを抱えるスティーブがこれに当たりました。スティーブは何日かペーシングに取り組んだ後、痛みや血糖値を抑えるのに、1日2時間のウォーキングのほうが、30分の散歩よりもはるかに効果的であることに気づきました。このように、スティーブの場合は日々のウォーキングを何回かに分けて行うのではなく、時間を伸ばすことがペーシングになりました。

ペーシングのキーポイント

- ペーシングの要点は、必要になる前に休憩をとることです。これがマインドフルな意識を保ち、膨張―破裂サイクルを予防する鍵になります。
- 自分のベースラインの範囲で確実にできることだけから始め、少しずつ活動量や費やす時間を増やしていきます。負担が大きすぎる活動は、さしあたり控えましょう。そうした活動には健康状態が改善してから取り組めます。簡単な活動から始めることが自信につながります。
- ベースラインを見つけることで、自分の活動、身体の姿勢、そして休憩のとり方を適切に判断できるようになります。定期的に姿勢を変えることを忘れないようにしましょう。例えば食事の準備をするなら、立ったり座ったりしながら、ときどき短い休憩を挟みます。
- 一日を通して身体の使い方に変化をつけ、いろいろな部分の筋肉を使いましょう。例えば掃除機をかけるなら、1日ですべてを終わらせようとしないで、1週間かけて、何度かに分けて行います。座る、歩く、立つ、横になるなど、身体の動作に変化をつけて活動しましょう。
- 過度にこだわりすぎない範囲で、目標や計画をできるだけ守りましょう。そして、タイマーを忘れずに使います。
- 調子の悪い日は、できるだけ計画通りに行動しながら、普段よりも休憩を多めに挟んでペースを保つように心がけます。調子の良い日は、

計画以上のことをしないように注意して、活動しすぎを防ぎます。こうすることで、痛みや病気の状態によってではなく、自分の意思で活動量を決めることができます。
- 休憩時間には何か楽しめることをすると、退屈したり、いらいらしたりするのを避けられます。例えば、本や雑誌を読んだり、ラジオを聞いたり、テレビを見たりしてみてはいかがでしょうか。

上記のガイドラインに沿ってペーシングを行うことで、症状の悪化を抑えながら少しずつ活動量を増やし、生活の主導権と自信を取り戻すことができるでしょう。

習慣を手放す：重力と和解する

重力の素晴らしさについて考えたことはありますか。地球上のあらゆるものは、この見えない力に最適な強さで「引かれる」ことで、あるべき位置に収まっています。もしもこの力が大きすぎたなら私たちは動けなくなり、小さすぎたなら飛んで行ってしまうでしょう。私たちは重力と調和して生きるように進化しています。しかし、身体に不快感を引き起こすような問題を抱えている場合、おそらくそれを感じないようにすることが根深い習慣になっています——身体からわずかに逃れようとすることで、重力にも抵抗してしまうのです。身体を感じるのを避けるため、そこから逃れようとするたびに、私たちは無意識に苦痛、緊張、疲労感を強めています。これでは痛みやストレスが悪化するばかりです。

今週の「習慣を手放す」では、自分への思いやりと受容の気持ちを持って、重力に身体を預けます。思いやりと受容の瞑想でもそうしたように、意識を自分の身体に向け、やさしさを持って、深く入り込んでいきます。

これは車を運転しているとき、行列に並んでいるとき、椅子に座っているとき、ベッドに寝ているときなど、いつでも実践できます。身体からわずかに逃れようとして——身に起きていることを避けようと身を固くして——い

ないか気をつけて、経験していることに身を任せましょう。身体の重みをすべて重力に預け、この見えない力が全身を支えるのを感じます。自分を支える必要はありません。重力に支えてもらいましょう。自分の重みを信じて、この瞬間に身を任せるのです。著者のヴィディヤマラは何年もこの実践を続けてきたことで、それが第二の天性になりました。マインドフルネスを学ぶ以前は、いつも自分の身体や痛みから逃れようと身を固くしていましたが、それが痛みや緊張を大きく悪化させていたことに気づいたのです。重力と争うのをやめ、調和することを学んだときに覚えた解放感はとても深いものでした。

　詩人のリルケは、重力を「最も強いものをもつかみ、世界の中心に引き寄せる」海流にたとえました。そして「忍耐強く自分の重みを信じよ」と呼びかけ、次のような美しい言葉で結んでいます。

　　　　　鳥でさえ、そうしなければならないのだ
　　　　　飛べるようになる前には。

第8章
第5週：小さな喜びに気づく

Week Five: The Pleasure of Small Things

　イングランド南部、ブライトンの海岸に寄せる波が砕けていました。アリーは砂利浜に座り、風に髪をなでられながら、沈む夕日を見つめます。両脚が全体的に痛むものの、今日はそれほど気になりません。アリーはメモ帳を取り出すと、お気に入りのペンで次のように書き始めました。

　「美しい夕暮れ、浜辺のきらきらした小石、ヘザーがまだ咲いていること、つややかに光る舗道、クモの巣のかかった柔らかい草、木の葉の擦れ合う音、まつ毛にかかる日差し、くしゃくしゃの薄紙、柔らかいシーツの上に寝ること、薪の煙の匂い、柔らかいウールのセーター、ハグ、焼きたてのパン、ダークチョコレート、それからもっとハグしたこと、きれいな髪の毛、マグカップの紅茶……」

　作っていたのは、その日にあった良いことをすべて思い出すためのリストでした。アリーは大きく息をつき、人生の素晴らしさを感じました。少し手を止めて、またしばらく夕日を見つめた後、杖を手にとり、足を引きずって砂利浜を歩き出しました。その先のシップストリートにある店で味、香り、食感までしっかり味わいながらチップスとグリンピースのマッシュを食べれば、その日の「ホームワーク」はおしまいです。

　アリーはマインドフルネスのコースで、今の私たちとだいたい同じところまで進んでいて、このときしていたのは、ほんの数週間前ならできるとは思えなかったようなことでした——アリーは人生を楽しんでいたのです。痛みはまだ感じていたものの、以前と比べて大きく軽減していました。それは主に、マインドフルネスの実践によって二次的苦痛を大幅に減らせた結果でした。それ自体もうれしいことですが、アリーはそのとき、もっと大切なこと

を学んでいました——喜びと充実感のある生活は、単に苦痛がないこととは比べようもないほど素晴らしいということです。そして人生をもう一度、心から受け入れようとしていました。もちろん、残った痛みも消えてほしい（できれば、すぐにでも）と思ってはいましたが、苦痛があっても生きる喜びは見つけられるということに気づき始めていました。

　途方もない困難に耐えながら、生きる幸せと「意義」を見出す人々に、私たちはみな、深く心を動かされてきました。そして長年にわたり、それができる人とできない人の違いを見つけ出そうと無数の研究が行われています。近年の科学によって、慢性の痛みや病気を抱えながら人生を楽しみ、前向きな気持ちを保つのは、潜在的な脳の働きに妨げられ、非常に難しくなりがちであることが分かってきています。しかしさらに注目すべきは、生きる喜びを感じる力を取り戻し、それによって苦痛がさらに軽減する好循環を加速させる方法もまた明らかになってきたことです。

　私たち人間が苦しみを感じやすいようにできているのは、残念ながら疑いようのない事実です。世界には「生きることのすべては苦しみである」と説く宗教もあります。神経科学者は、人間には好ましいことよりも不快なことに自然と注意が向く「ネガティビティ・バイアス」がかかっていると言います。いずれにせよ、私たちの苦しみの大部分は、数百万年にわたる進化の過程で自然が人間に植えつけてきた本能の副作用であると言えます。

　初期の人類が生き延びられたこと自体が、いわば奇跡でした。人間には天敵から身を守るための鋭い歯やかぎ爪もなく、逃げ足が速いわけでもありません。一方で、私たちが持っているのは優れた機転と知性です。危険を予測し、避けることには非常に長けています。しかしこの力には代償が伴います。私たちの脳のシステムは自然とネガティブな情報に注意を向け、人生の暗い面ばかりを見るように進化しているのです。人間が、よく言う「アメ」と「ムチ」に反応する（報酬を追い求め、脅威を避ける）のは間違いのないことですが、そのプロセスには強いバイアス（偏り）が組み込まれています。私たちの注意はいやおうなく脅威のほうに向けられてしまうのです。仮に今日「アメ」（心地よい体験など）をつかみ損ねても、チャンスはおそらく明日もあるでしょう。一方で「ムチ」に気づかなければ命を失い、明日のチャンスは訪れません。

そのため、たとえ「アメ」を得る機会をたびたび失うことになっても、心は常にあらゆる犠牲を払って危険を察知し、それを避けることに向けられます。私たちは、生来のネガティブな思考へのバイアスのために、あらゆる場所に脅威を見出し、あらゆるものの問題点に気づいてしまうのです。心が痛みや苦しみをレーザービームのように鋭く意識してしまうのは、主にこれが原因です。そして、ここで目を向けなければならないのは、そのために私たちが人生で出会う無数の喜ばしい物事を見落としてしまっていることです。

脳の「ネガティビティ・バイアス」と呼ばれるこの傾向は驚くほど強力で、あらゆる認識を塗り替える力があります。神経科学者の試算によれば、人間は脅威——他者の攻撃的な表情など——をわずか10分の1秒で察知できるのに対して、心地よい物事に気づくには、はるかに長い時間を必要とします。その上、脅威に対する反応は、ほぼ一瞬で起こり、即座に記憶されて、わずかなきっかけでも思い出せるようになるのに、好ましい経験が心に染み込むには、それよりもずっと長い時間が必要なのです。私たちが喜びよりも苦痛から速く学ぶ傾向にあるのはそのためです。「1度かまれると、2度目はおびえる」（once bitten, twice shy）という古いことわざは、まさにこのことを表しています。実際、1つの不快な経験と釣り合うには、同じ程度の喜ばしい経験が5つ必要だと言われています。

神経心理学者のリック・ハンソン博士によると、脳は「嫌な経験にはマジックテープ、良い経験にはテフロン」のように働きます[*1]。このバイアスは脳の構造そのものに組み込まれており、私たちのあらゆる本能や感情に強く影響しています。例えば、脳の警戒システムの中枢である扁桃体は、そのニューロンの3分の2を不快な経験の処理に割いています。また、脳スキャンで観察すると、不快な経験は脳に激しい活動を引き起こすのに対して、同じ程度の心地よい経験によって起こる活動はごく小さなものです。このバイアスは内分泌系にも見られます。不快な経験への反応を駆り立てるストレスホルモンは数多くあります。例えば、コルチゾール、アドレナリン、ノルアドレナリンは、いずれも身体に素早く強い影響を及ぼします。それに対応する「ポジティブ」なホルモン——例えば「抱擁ホルモン」と呼ばれるオキシトシン——の効力や反応速度は、それらには及びません（ただし、長期的には強い

影響力があり、回復を促すとともに、健康や全般的な幸福感を改善します)。

> ### ネガティビティ・バイアスが世間を操る
>
> 「ネガティビティ・バイアスのことを知って、すべてが腑に落ちました」。コースを受講したロジャーは言います。「冷蔵庫が壊れたら『最近の製品はどれも質が落ちた』と思ったり、大勢の人の中にマナーの悪い人間が1人いただけで『この国はもう救いがない』と考えてしまったり。ぼくたちが危うい精神状態に陥るときには、いつもネガティビティ・バイアスが関わっています。
>
> メディアが暴力や悪いニュースであふれている理由も、ネガティビティ・バイアスが分かれば理解できます。メディアを動かしている人間は、ぼくたちを操る方法を完璧に把握してるんです。まず脅かしてから、逃げ道を示します。視聴者の心に、ある種の不安と依存心を植えつけるんです。テレビに釘づけになって、誰かが苦しむのを見ていて、自分にはあんなことが起こらなければいいと思っていると、商品の広告が始まります。『これがあれば大丈夫』と言われて、思わず買ってしまうんです。欲しくもない、いらない商品をつかまされて、幸せと安心を感じるように仕向けられてしまう。視聴者にどんどん物を売りつけて、社会の権力構造を保つには最高の仕組みですが、見ているほうは心も身体も苦しくなっていきます。
>
> 前はこのことを思うと腹が立ちました——言うまでもなく、これもまた危うい精神状態です——でも今はそれが起きていることを、ただ認められるようになりました。ぼくは広告が始まると必ずミュート(消音)ボタンを押すようにしています。状況を認めて、それをボタン1つで拒否することで、自由を取り戻せたんです」

　以上のように、私たちの脳は常に脅威を過大評価し、報酬や機会を過小評価するように進化しています。進化の歴史に照らせば理にかなったことでは

ありますが、そのために私たちの生活は、時にひどくみじめなものになってしまいます。それでも生物としては、幸せであることよりも生き延びることのほうがはるかに重要なのです。

また、ネガティビティ・バイアスは痛みや苦しみの認識にも深く影響しています。強い痛みや苦しみは全身で感じられる傾向にありますが、心地よさは普通、身体の一部でしか感じません。さらに、これまでの章で触れてきたように、激しい心の苦しみは身体の苦痛を悪化させ、悪循環がどこまでも続いていきます。

このように考えると、なんだか少し、ネガティブで救いがないような気がするかもしれません。だとしても、私たちは心と身体の苦痛に悩まされる生活から永遠に逃れられないわけではありません――ネガティビティ・バイアスは克服可能であり、今週私たちが取り組むのは、まさにその課題です。今こそバランスを正し、生きる喜びを取り戻しましょう。

第5週の実践

- 10分間の「ボディスキャン瞑想」(55ページ参照、付属CDトラック1)を、1週間のうち6日間実施。
- 10分間の「喜び探しの瞑想」(143ページ参照、付属CDトラック5)を、1週間のうち6日間実施。この瞑想は、できればボディスキャン瞑想とは別の時間帯に実践します。また、心を落ち着かせるために、喜び探しの瞑想の直前に、呼吸瞑想など、別の瞑想を行うのも効果的です。
- 「ベースライン」の実践を続ける(149〜153ページ参照)。
- 習慣を手放す:良かったことを10個書き出す(154ページ参照)。

自分の脳を組み替える

ネガティビティ・バイアスを理解することは、バランスを取り戻す第一歩です。そして次のステップは、このバイアスを維持することで結果的に不要

な痛みや苦しみを生み出している脳内のネットワークをだんだんと静めていくことです。このネットワークの活動が落ち着いてくると、生きる喜びに気づき、それを味わう脳回路を強化できるようになります。このようにバランスを整えることで、物事をはっきりと見極め、賢明に対処できるようになり、日常生活で心が散漫になったり、落ち着きを失ったりすることが減っていきます。また、それによって心に開放的で落ち着いた感覚が生まれます——ずっと若いころに経験したような、温かく、胸を静かに震わす生きる喜びです。こうした心の落ち着きが育まれると、痛みや苦しみはさらに和らぎ、不安、ストレス、憂うつ、疲労感も消えていきます。

　バランスを取り戻すために必要なのは、日々の小さな喜びにマインドフルな意識を向けることです。そのために今週は「喜び探しの瞑想」を実践し、その開かれた意識をできるだけ瞑想以外の生活にも広げていきます。今週の実践で心に留めていただきたいのは、喜びが心に根づくまでには少し時間がかかるということです。そのため、できるだけ長く心地よい経験に意識を向け続けるようにします。また、1つの経験のいろいろな側面に意識を向けることも役に立つでしょう。例えば、食べることに意識を集中するなら、味だけでなく、その食べ物の持つさまざまな風味、香り、食感を残らず感じ取るように心がけます。そして、経験を自分の中に取り入れます——心に留め、残らず吸収し、意識的にその経験が自分の一部になるようにします。

　こうした説明には少し「もやもや」とした印象を受けるかもしれませんが、これは神経科学の確かな根拠に基づいています。カナダの心理学者ドナルド・ヘッブは「同時に発火するニューロンは結合が強まる」と言っています。つまり、喜びに意識を集中することは、幸せや喜びに気づき、そうした感覚をつくり出す脳の回路を成長させ、強化する——「ニューロンの結合を強める」ことになるのです。近年、このことを裏づける重大な発見がありました——それは脳がとても「可塑的」（柔軟）である、つまり、その構造を常に変化させ、状況に適応し続けているということです。私たちは今の自分の脳から逃れられないわけではなく、マインドフルネスによって脳を改善していくことができるのです。心理学者のポール・ギルバートによると、私たちの脳では毎日、最大5000個もの新しい細胞が生まれています（「神経発生」と言い

ます）[*2]。このことからも、人間の脳がとても活動的で適応性に富むことが分かります。このように、脳が常に変化し、適応し続けているのなら、その変化が最善の方向に向かうよう促せばよいのではないでしょうか。こうした理由から、マインドフルネスは自ら行う脳手術にたとえられてきました。

　今週の実践で喜びに意識を向けるのなら、なぜ先週は自分の痛みにやさしく向き合うことを学ばなければならなかったのか、と思われるかもしれません。痛みを感じないようにして、喜びだけを求めることはできなかったのでしょうか。魅力的な考えではありますが、不快な経験に抵抗して、それを感じないようにしていると、人生で出会う心地よいこと、価値のあること、素晴らしいことを味わう感受性も残らず働かなくなってしまいます。例えば、痛みを感じないようにしているときには、美しい夕日を見てもあまり感動できないのではないでしょうか。あるいは素晴らしい音楽にもあまり心が躍らないかもしれません。愛する人に心を開いて向き合うことも、難しく感じるかもしれません。これでは弱さを隠し、うわべだけを繕って——自分の一部を殺して——生きているようなもので、満足や生きがいに満ちた生活からは遠ざかってしまいます。そのため、人生の素晴らしさや喜びにしっかりと心を開くためには、まず自分の痛みへの抵抗を弱め、物事を繊細に感じ取れるようになることが大切なのです。このように、あらゆる経験にしっかりと意識を向けることは、マインドフルネスの実践の大切な要素です。

　今週の瞑想は、これまで通り音源を聞きながら実践しても問題ありません。ただし、プログラムをここまで進めてきて、すでにガイダンスなしでも実践できる自信がついているなら、ぜひそうしてみてください。その場合、最初の数日はCDのガイダンスを利用して瞑想の内容を把握することをお勧めします。また、瞑想のガイダンスが終わった後、しばらくそのままの姿勢で静かに実践を続けてもよいでしょう。

喜び探しの瞑想

この瞑想の実践によって、日常生活の中にある心地よさを感じ取る力

を取り戻していきます。

✲準備

　いつもの瞑想と同じように、心地よい姿勢をとります――座っても、横になっても、瞑想の間できるだけ心地よくいられれば、どのような姿勢でも構いません。

　ゆったりと重力に身を任せ、床やベッド、椅子のほうに身体が引かれるのを感じます。身体の重みで自然と床のほうへと引かれていく感覚を、繰り返し味わいます。

✲瞑想

　重力に身体を預けながら、呼吸に伴う全身の動きと感覚に、少しずつ少しずつ意識を向けていきます。自然な呼吸に任せて、全身を揺り動かします。息を吸うと身体が膨らみ、息を吐くと縮むのを感じます。

　今経験しているすべてのことに、できるだけ意識を開きます――心と身体のすべてを意識します――特に、抵抗が起きていないかに気をつけます。何かを意識から締め出そうとしたり、固くなって抵抗しようとしたりしていないでしょうか。もしそうであれば、そのことをやさしく受け入れ、少しずつ少しずつ、それらを広く開かれた意識の中に取り込んでいきます。そのすべてがやさしく穏やかな呼吸で揺り動かされるままにします。

　では、広く開かれた穏やかな意識で、今経験しているすべてのことに気づきながら、特に心地よい面や、楽しめる面に注意を広げていきます。意識を身体と感覚に向け続けます。何を感じるでしょうか。手が柔らかく緩んでいて、それが心地よいかもしれません。お腹が柔らかく緩んでいて、それが心地よいかもしれません。顔が柔らかく緩んでいて、それが心地よいかもしれません。穏やかで、やさしい好奇心を意識に取り入れ、強い感覚だけでなく、ひっそりとした捉え難い感覚にも注意を向け

ていきます。初めは心地よいことが何も見つからないと思っても、意識を深く探り、経験していることを繊細に感じ取れるようになっていくにつれ、思っていたよりも心地よい面がいろいろとあることに気づくかもしれません。

そして、どんな経験もやさしく受け入れ、何か違うことが起こるのを求めずにいられるようになれば、心が安らぐような心地よさも感じられるかもしれません。私たちの経験は、その一瞬だけのものです。それに抵抗して、人生と絶えず争い続けるのではなく、経験に身を任せることで、安らぎを得ることができるのです。

音はどうでしょうか。部屋の中で、外で、心地よい音がしているかもしれません。あるいは、今いる場所はとても静かで、それが心地よいかもしれません。聞こえてくる音を、今この瞬間の経験として感じ取ります。心地よい音に気づいたら、それに意識を奪われてしまわないように気をつけて、その音が自分の耳に、自分の身体に届くのを感じます。

少しの間、広く開かれた意識で、心地よいことが生まれては消えていくのを感じ続けます——それを楽しみ、味わい、リラックスして感じ取りながら、その心地よさが移り変わっていく様子を、心を開いて見守ります。

心地よいことが何も見つけられなくても、気に病んだり自分を責めたりすることはありません。今経験しているのがどんなことであっても、ただやさしく受け入れる意識を養うように心がけます。この瞑想で大切なのは、強く分かりやすい感覚だけでなく、捉え難いかすかな感覚にも気づけるようになることです。あるいは、瞑想の中で感じ取れるようになる心地よさは、お腹が空いていないことや、身体のどこかがかすかにしびれる感覚といった、とてもありふれたものかもしれません。だとしても、そうしたことに気づき、心地よさを味わい、楽しめるようになることには大きな意味があるのです。

今何を感じているでしょうか。今この瞬間も、何か心地よさを感じ取

れているでしょうか。心がさまよっていることに気づいたら、それは自然なことであるのを思い出してください。それは心の性質です。それでも、心がさまよったことに気づくたびに、意識が目覚める奇跡の瞬間が訪れているのです。さまよっていた心が目覚める瞬間を大切にして、そっと喜び探しの実践に意識を引き戻します。

＊終わりに
　では、意識を広げて、身体の重み、身体の形、呼吸による身体の感覚、音や匂いを感じます。少しずつ、ゆっくりと身体を動かし、目を開けます。だんだんと、その日の活動に心を向けていきながら、瞑想中に養った意識を保ち、生活の中でも心地よいこと、あるいは素晴らしいことを感じ取るように心がけます。焦らずに時間をかけて、意識を瞑想から次の活動へと移していきます——動き出す前に、もうしばらく静かに座って、今経験したことを自分の中に取り込んでもよいかもしれません。

喜びは待っている

　今週の実践について説明を受けると、心地よいことが何も見つからないのではないかという不安にとらわれる人も少なくありません。こうした不安は理解できますが、実のところ、生活の中には必ず何か心地よいことがあるものです。それは愛する人の声かもしれません。あるいは、大好きな食べ物や、ずっと忘れていた音楽、刈ったばかりの草の匂い、肌に感じる日差し、木々を揺らす風の音かもしれません。これまでに出会った受講生の中で、意識的に探しても心地よいことを何も見つけられなかった人は1人もいませんでした。
　詩人のマイトレヤバンデューはこのことを美しい言葉で表現しています。

　　納屋の裏のツグミに

耳を傾けるのをとがめる者はいない、
その歌は大きく鐘のように響き、
この庭をはるかに越えてゆく。
他に何があろうとも、その歌はともにある[*3]。

　この瞑想を始めるとき、クレイグにはそれが信じられませんでした。「何年か前、病院で激痛に苦しんでたときに、マインドフルネスの先生が心地よさに意識を集中しろって言ったときは途方に暮れたよ。『はあ？　入院してるんだぜ』って思った。バイク事故で整形外科病棟に入れられて、身体は痛くて、心地いいことなんかあるわけないのにさ。
　でもまあ、とにかくやってみることにしたんだ。自分に起きてることをじっくり感じ取って、気持ちいいことを探した。そしたら、清潔でパリッとしたシーツに寝るのがこんなにいいものだったんだって気づいたんだ。びっくりするくらいに気持ちよかった。ひたすらその感覚を味わったよ。シーツの肌触り、それが自分の肌に擦れる感触、布地の匂い。そういうのに気づいて、意識に取り入れていくのは最高だった。この瞑想のおかげで、経験してることをまったく違ったふうに感じられるようになって、苦痛がちょっとだけ後退したんだ」
　人生が総じてうまくいっていないように感じるときも、喜びを見つけるのは難しいかもしれません。疲れ切っていたり、とても落ち込んでいたり、特に苦痛がひどいときに、喜びと名の付くものを探すなんて、控えめに言っても気の進まないことでしょう。こうした状況では、そもそも実践に向かう気になれないことが問題になります。その原因は主に、喜び探しの瞑想の「目的」が、今自分の経験している苦しい状況の流れとはそぐわないように感じることにあるかもしれません。もしそうであれば、こう考えてみてください。マインドフルネスに決まった目的はありません。その実践はむしろ、何に出会うか分からない探検のようなものです。出会うものに出会う、それだけでよいのです。それでも、喜びに出会う可能性に心を開いてさえいれば、それに出会えることが分かってくるでしょう。喜びが見えにくくなっているのは、この章の前半で説明したネガティビティ・バイアスが邪魔をしているか

らに過ぎません。喜びはいつでもそこにあり、見つけられるのを待っているのです。

　とはいえ、あまりにも生活が荒れて、思い通りにいかなくなるときには、実践に向かう気になれないことが大きな問題になるでしょう。フランスのシャモニーでスキーのインストラクターをしていたセリーヌは、生後8か月の娘が夜の11時半に目を覚ました後、翌朝4時まで寝てくれず、途方に暮れたことがありました。そんな状況ではどんな親でも苦労するでしょうが、セリーヌは両膝と両肘に、スキーで患った腱炎の激痛を抱え、療養中だったのです。その上、6年間連れ添ったパートナーと別れたばかりでもありました。

　「泣きわめく娘をどうしてもなだめられなかったんです。本当にいらいらして、疲れ切っていました。肩の力を抜いて、その感情を受け入れようともしたけど、すぐにマインドフルネスはどこかに飛んで行ってしまいました。午前2時ごろになると、私自身も泣いていて、もうどうにもならない状態でした。あのときほど、別れた相手にいてほしいと思ったことはありません。けど、あいつはもう他の相手とどこかに行ってしまっていたし。

　次の日はびっくりするほど痛みがひどくて、本当にいらいらしました。なんとか気を落ち着かせるために10分間瞑想しようと思ったんです。でも、喜び探しの瞑想のために横になった途端に、娘のアメリが私の気を引こうと、ぐずり始めました。物を投げたり、私の身体を引っ張ったり。ちょうどそのとき、CDのガイダンスで『心地よい感覚に意識を向けましょう』っていうのが流れていて。『ええ、今？　無理よ！』って思いました。そんなの無理って思ったけど、そのとき気づいたんです。私にとっての心地よい感覚って、この子が私に触れる感覚なのかもって。だから、娘が私に触ることに腹を立てるんじゃなくて、その気持ちよさに意識を集中しようと思ったんです」

　セリーヌが直面したのは、私たちの誰もが一日に何度も出会っている分かれ道でした。セリーヌは状況に抵抗するのをやめて、もっと積極的に受け入れてみようと決めました。その後しばらくは、なかなかうまくいきませんでした。やはり、疲れ切って、ひどくいらついていたことが大きかったのです。

それでもセリーヌは、自分が二次的苦痛に陥りつつあること、そしてそこから抜け出せることに気づきました。

　「私の一次的苦痛は『疲れて、痛みを抱えている』ということでした。それについてはできることがありません。でも二次的苦痛は心のいら立ちです。別れた相手が憎い。娘に静かにしてほしい。眠りたい。ああしたい。こうしたい。とにかく何でもいいからこの状況を変えてほしいって。でもしばらくして、私は二次的苦痛を膨らませている抵抗を手放すことができました。不意に、娘の小さな手が私に触れるのがとても気持ちよく感じられて、いらいらしなくなったんです。すっかりリラックスしました。ただ考えを変えただけなのに、感じることが本当にガラッと変わりました。それで気分がよくなって、その日は一日中そういう小さな発見の繰り返しでした。いらつくことがあって、それが心の抵抗だと気づいて、その抵抗を捨てる。そうしていると、自然と心地よく感じることがやって来るみたいで、その日は本当にいい日になって、とてもうれしかったです」

ペーシングプログラム：ベースラインを固める

　先週はベースラインを計算しました。症状は日によって変化しても、ベースラインを見つければ、問題を悪化させずに活動できる、確実なペースを定めることができます。

　今週はベースラインを微調整します。実施している活動の中には、長時間やりすぎているものもあれば、簡単に終わってしまうものもあったでしょう。こうしたばらつきをなくすために、今週は意識して2つのことに取り組みます。

　第1に、症状を悪化させることなく楽にできる活動は、先週と同じレベルで行います。つまり、活動の長さも強度も維持するのです（活動を増やしたい場合には、後でそうする時間は十分にあります）。第2に、症状が悪化する活動については、少し時間を減らします。現在ベースラインとしている時間を、単純に80％程度に減らしましょう（やり方は129〜130ページ参照）。この方法で時間を減らしていくと、最終的に快適に活動できるベースラインが見つかりま

す。ベースラインを減らすのを恥ずかしいことだとは思わないでください。この実践の目的は、長く維持できて、活動を楽しめるマインドフルネス・リズムを見つけることなので、気軽な遊び心で実験するように取り組みましょう。

　ペーシングのポイントは必要になる前に休憩をとることです。このことは、にわかに納得しづらいかもしれません。私たちは普段何かを始めたら、それが終わるか、痛みや疲れやストレスのために、それ以上できなくなるまで続けてしまいがちだからです。しかし、そうせざるを得なくなる前に休憩をとることで、生活がもっと楽しめるようになり、結果的にはずっと多くのことが達成できるようになります。これはいわば、エネルギーをいつも限界まで使い切ってしまわずに、節約できるようになることなのです。いつでも銀行にお金を少し残しておいたり、車のガソリンを使い切る前に給油したりする感覚に似ているかもしれません。そうすることで、限界を超えて頑張り続けずに、ある程度の余裕を持って活動できるようになります。

　しかし、そうしようという気持ちは強く持っていても、ペーシングプログラムを日常生活に組み込むのに苦労することもあります。マウンテンバイクの事故で3か月間仕事を離れていたアランは身をもってそれを知りました。石油開発企業の地質技術者だったアランは、自分のキャリアが駄目になっていく不安を感じ、職場への復帰を強く望んでいました。復帰初日からアランは「やること」リストを山のように抱え、ペーシングの時間など、まったく見つけられませんでした。日々の瞑想の時間だけは確保できても、ペーシングはまったくの別問題でした。そうして、時間は初めからあるのではなく、つくる必要があることが分かってきました。

　「ペーシングは嫌いですが、その大切さも理解しています」。アランは言います。「ペーシングに取り組むとすごくいらつくし、本当にやりたくないんです。それでも、忙しい日の終わりなどには、とにかくやらなければならないんだと感じることがよくあります。そういうときは、自分が適切にペースを保つための時間をまったくとっていなかったことに気づいて、たいていひどいストレスと痛みに襲われます。ペースを保って活動しなければならないことは、これまで何度も何度も痛感してきました。とにかく、あれこれ言っ

ていないで、やらなければならないんです。

　だんだんと、一日の活動の優先順位を適切に判断して、身体や呼吸への意識に立ち戻る時間を確保できるようになってきました。ほんの短い休憩を、一日の中で定期的に分散してとることもあります。理想的なかたちで、きちんと休憩が確保できることもあります。こうした休憩は仕事のスケジュールよりも優先させています。もちろん、そのためにできなくなってしまうこともありますが、気にしていません。おかげで仕事も生活も、前より楽しめるようになったので。それに実のところ、前のようにストレスで仕事の効率が落ちることがなくなって、ずっと生産的に働けるようになったんです。ストレスがあると優先順位がつけられなくなる、という話を前に読んだことがありますが、私が経験したのもまさにそれでした。気をつけていないと、あたふたするばかりで何もできなくなってしまいます。総じて言えば、以前よりも痛みに心を煩わされなくなって、鎮痛剤も減らせたので、仕事上の戦略的な判断をうまく下せるようになりました」

　さまざまな場面で、ペーシングのポイントとなるのは、それを自分の生活にうまく組み込んでいくことです。マインドフルな意識で一歩退いて眺めれば、たいていの場合、その方法はいろいろと見つかります。そして思いも寄らないやり方に出会うことも多いものです。フランクはアルツハイマー病を患う年老いた父親と公園を歩きながら休憩をとることを覚えました。父親の車椅子を押しながら、10分ごとに立ち止まって「父さん、あっちの景色を見てみなよ」などと話しかけます。そうすることで、少し休む時間をとって、自分と周囲の状況に意識的になることができます。また、自分の首や背中の痛みにも落ち着いて向き合えます。すると、父親に対しても気づかいと思いやりを持って接することができ、生活の中で感じていたひどいストレスにも、少しだけ落ち着いて対処できるようになりました。

　テスも同じようなやり方でペーシングすることを学びました。公園で愛犬のティフィンの散歩をしていて、ベンチがあるたびに休憩をとります。慌てずゆっくりと進むことによって、周りにあるものの美しさを味わえるのです。そうすることで、家に着くときにはいつも、以前よりずっとストレスが少なく、幸せな気分でいられるようになりました。

ペーシングに取り組んでいると、つい少し厳格に、細かくなりすぎることがあるので、気をつけましょう。苦しんだり、無理をしたり、ベースラインに過度にこだわったりしても得るものはありません。ベースラインは、生活に気づきと自由をもたらすものであり、自分を苦しめるためにすることではないので注意してください。また、ペーシングに限らず、常識を働かせて生活をコントロールする方法を積極的に見つけていってください。痛みを減らす具体的な方法があれば、気兼ねなく試してみましょう。例えば、ステフは仕事で使うデスクを傾斜のあるものに変えたことで、苦痛が劇的に軽減しました。このように、自分の環境でできることを、ペーシングの場合と同様にいろいろと試してみてください。普段使う椅子、クッション、マットレス、キーボード、マグカップ、料理道具など、試せるものはいくらでもあります。あるいは、エレベーターを使うのをやめて、階段を使ってみたり（階段を使っていた場合は、その逆を試してみたり）、自分で車を運転する代わりに、バスや電車を利用してみたりしてもよいでしょう。時には思いも寄らないことで苦痛が軽減することもあるので、ともかく試してみることが大切です。

　また、ペーシングに取り組むときにも、マインドフルな意識を保つようにしましょう。それが予想外の気づきにつながり、痛みを劇的に減らせることがあります。レイナはソファーにもたれてテレビを見ていたために、痛みが大きく悪化していたことに気づきました。それが起こるのは座ってすぐのことではありませんでした――レイナはいつも、最初は背筋を伸ばして座りますが、何分かすると、どちらか一方に身体が傾いてしまいます。そして問題の原因は、ソファーの真ん中に座っていたことでした。その部分が一番柔らかく、座ると体重で沈み込むことに気づいたのです。左右の固い部分に座るだけで、レイナの「午後の痛み」は大きく軽減しました。「分かってしまえば、こんなに簡単なことだったんです」とレイナは言います。

　もう1つ気づいたのは、身体の左側が痛むときには、そちら側がひどく緊張して固くなっていることでした。そういうときは、左手で物を握ると余計な力が入ります。車を運転していると、左手がハンドルをぎりぎりと握りしめていました。髪をとかしたり、紅茶やコーヒーのカップを持ち上げたりするときにも、やはり力が入ります。こうした余分な緊張はすべて、痛みを大

きく悪化させていました。また、日常生活の中でよく呼吸が浅く、速くなったり、息を詰めたりしていたことにも気づきました——とりわけ痛みがあるときにそうでした。レイナにとって、こうしたことはどれも意外な発見でした。そして、時間をとって行う正式な瞑想実践でも、日常生活の中でも、身体や呼吸への意識を心がけ、並行してペーシングも行うことで、生活が徐々に大きく改善していきました。今では、マインドフルネスの実践を始めてから2年が経ち、痛みはほとんどなくなりました。そして痛みが戻ってくるときも、原因が何か分かるようになりました。ストレスが身体に緊張を引き起こし、それが呼吸を「詰まらせ」ることで、痛みが悪化します。レイナは今ではそれを自覚し、そのサイクルが始まったら何をすべきかが分かっています。時間をとって、自分への思いやりを心がけながらペーシングをし、ボディスキャンを行い、呼吸に注意を向け、自分の動き方や姿勢への意識を高めます。こうしたことをすべて実践していると、痛みはだんだんと治まっていくのです。

比べることで自分を見失う

エミリーは強いけがの痛みと頭痛を抱えていました。電車に駆け込もうとしていて階段で足を踏み外し、顔から落ちたのです。顎を打ち、背負っていたリュックサックの重みがその衝撃に加わりました。それ以来、エミリーは怒りや抑うつに悩まされていました。そして、その痛みのせいで思うように生きられないと感じて、ひどくいら立っていました。先日ブレスワークスのリトリートに参加したエミリーは、これまで体験してきたこと、そして頭に描いた理想の生活と現実とを比較して自分をひどく苦しめてきたことについて話してくれました。そうした理想の生活は、すぐ目の前にあるかのように期待をかき立てるのに、決して本当にはつかめないのです。エミリーはけがの痛みよりも、こうして頭の中の理想や他人の生活と、自分の実際の生活とを比較し続けることのほうがはるかに苦しいと気づきました。そして、頭の中で自分と比較するときにはいつも完璧に見えていた人々も、当然ながらそれぞれに問題

を抱えて生きていることに思い至りました。エミリーが自分と比べる相手は、頭の中で複数の人の良い部分を組み合わせた架空の存在でした——誰もそんなによくできた幸せな生活を送ってはいないし、いつも完璧なわけでもありません。エミリーは心理学でいう「上方比較」に陥り、実際の自分の生活よりも良いものに、むやみに憧れていたのです。

　エミリーはその後、理想の生活や、不快なことばかりにとらわれるのをやめ、毎日少しずつ時間をとって、自分が現実に経験している心地よいことに意識を向け始めました。

　エミリーが春に書き出したリストには、こんな言葉が並んでいました。「虹色に輝く鳩の羽。慌ただしさの中でも心が落ち着いていること。ヨーク駅の天窓の明かり。雲間から差す日の光。耕された畑。春先に咲く最初のスイセン。写真を見ること。陽だまりに寝転ぶこと。家族をハグすること。最高においしい食事。チャイ。ろうそく。身体の重みで床に沈み込む感覚。壁を照らす光。カラフルなクッション。ランの花びら。身をうずめたくなった鮮やかな黄色いバラの花々。友人に会うこと。木くずの匂い。遠くに聞こえる車の音。鳥のさえずり」

　こうした小さくても素晴らしい物事は、私たちの一日を見違えるほど素敵なものにしてくれます。

習慣を手放す：良かったことを10個書き出す

　人生は気の休まらない「忙しさ」(busyness)にあふれていて、身の回りの良いことになかなか気づけなくなってしまいがちです。そして、私たちが幸せを感じるのはたいてい、小さな物事なのです。例えば、ひきたてのコーヒーの香りや、愛する人の笑い声、清潔な衣服が肌に触れる感覚。こうした些細な、一見取るに足らないことは、ともすればほとんど心を揺らすことなく過ぎていってしまいます。

　この傾向を見直すため、先ほどのエミリーと同じように、生活の中で幸せを感じる小さな物事に、積極的に意識を向けましょう。そうしたことに気づ

いたら、ただしばらく立ち止まって、その心地よさを感じ取ります。そして毎日の終わりに、幸せや心地よさを感じたことを少なくとも10個、しっかりと意識して書き出します。華々しいことや、劇的なことを見つける必要はありません。むしろ小さなこと——窓から差し込む日の光を見ること、友人と話す楽しさ、鳥のさえずる声、仕事がうまくできた感覚、あるいは身体に呼吸を感じる素朴な心地よさといったこと——で構いません。

　大切なのは4つか5つでやめてしまわずに、10個書き出すことです。このエクササイズはそれを目的としています——これまで気づかなかった小さなこと、普段なら見過ごしてしまって心に残らないような経験に意識的になるのです。書き出す内容のいくつかが、前に書いたものと重複していても問題ありません。この実践の目的は心地よい経験に注意を向けて心にとどめることであり、完璧なリストを作成することではありません。作ったリストはしばらくとっておきましょう。後で役に立つかもしれません。

　「人は自分が心を注いだものになる」と言われます。だから、人生の心地よい面に心を注ぎ、一心に注意を向けて感じ取ることを学べば、私たちは人生の心地よさ、素晴らしさを味わえる人間になっていきます。そうしていると、少しずつ痛み、病気、ストレスに抵抗する心を手放すことができます。古い葉を落とし、巡りくる春を迎える木になったように感じられることでしょう。

第9章

第6週：思いやりの やさしい重みを感じる[*1]
Week Six: The Tender Gravity of Kindness

　ある爽やかな秋の日のことです。グレートスモーキー山脈に暮らすチェロキー族の子どもたちが祖父の周りに集まって、興味津々、胸を躍らせていました。何時間か前に村の2人の男の間でいさかいが起こり、長老である祖父が争いを収めるように頼まれたのでした。子どもたちはその事件のことを祖父の口から聞きたくてたまりませんでした。
　「どうして人はケンカするの？」。一番幼い子が聞きました。
　「そうだね」。祖父が答えます。「わしらみんな心の中には2匹のオオカミがいて、いつも互いに争っているんだよ」
　「ぼくたちの中にも？」。別の子が尋ねます。
　「そうだよ。みんなの中にいるんだ」。祖父は答えました。「白いオオカミと灰色のオオカミがいる。灰色のオオカミは怒り、恐れ、恨み、妬み、やきもち、欲深さ、傲慢さでいっぱいだ。白いオオカミは愛、安らぎ、希望、勇気、謙虚さ、思いやり、信じる心にあふれてる。この2匹のオオカミがいつでも闘ってるんだ」
　「でも、どっちが勝つの？」。また別の子が聞きました。
　「わしらが餌をやるほうだよ」。祖父はそう言いました。
　今この文章を読みながら、あなたは心の中でどちらのオオカミに餌をやっていますか。苦しみを和らげる白いオオカミでしょうか、それともエネルギーを奪い、痛みを強める灰色のオオカミでしょうか。
　痛みや病気に悩まされていれば、なぜ自分ばかりが苦しむのかと怒りが湧くのはごく自然なことです。不安が心をむしばんでいくこともあるでしょう。楽しかったことを思い出しても、そのころは今より健康で幸せだったと

思うと、どこか悔しさを感じてしまいます。自分と違って、苦痛を抱えていないように見える周囲の人々が妬ましくなることさえあるかもしれません。まったく自然なことではありますが、こうした「灰色のオオカミ」の感情は、あっという間に私たちの生活を荒廃させていきます。なぜならこのような心の働きは、二次的苦痛を悪化させる主な原因であり、ネガティビティ・バイアスそのものだからです。それ自体が悩ましいことですが、こうした心理状態は身体の回復を妨げるため、より一層深刻な問題を引き起こします。「灰色のオオカミ」がもたらすストレスは免疫系を弱らせ、身体の自己治癒力を損ないます。さらに、鎮痛作用のあるホルモンの分泌を妨げることで、苦痛を一段と悪化させるのです。

「適者生存」(生存競争の中で、環境に最も適したものが生き残る)という言い古された言葉は誰もがよく知っています。それどころか、あまりに広く浸透し、100パーセント正しいものの見方だとさえ思われています。一方で、この言葉ほど有名ではありませんが「最もやさしい者が生き残る」[*2]という言葉もまた、進化のあり方を的確に表しています。これを理解するには、前章で取り上げた脳のネガティビティ・バイアスの成り立ちを、もう少し深く掘り下げて考える必要があります。ネガティビティ・バイアスは生存の必要に迫られて起こる働きであり、多くの場合、危険に敏感であること——「ムチ」を避けること——によって機能するものでした。これは「脅威—回避」のシステムであると言えます。また、人間の生存本能には、新たな機会や富、いわば人生の「アメ」に当たるものを探し求める衝動もあります。これは「獲得」のシステムです。どちらの衝動も、私たちの祖先の中で最も機転が利き、環境に適応できた者だけが生き残ったことを示しています。一方で、人間の行動を決定づける生存本能には第三の側面があり、それは「安らぎと満足」のシステムとして知られています[*3]。危険から身を守り続ける必要がなくなり、十分な蓄えもあって、生きることに手いっぱいの状況を抜け出せたとき、人は心地よい満足感を心の底から感じることができます。静けさ、安らぎ、満足感、穏やかさを心の内側で感じるのです。これは私たちが今ある状況に満足して、置かれた環境とうまく調和して生きていることの表れです。このような安心感があれば、生きるのに差し迫って必要な範囲を超えて視野を広

げる余裕が生まれ、周囲との関わりを深めながら、協調して生きていけるようになります。そのため、自分にも他者にもやさしくなれるのです。こうした気持ちが、互いに競い合うよりも、協力し合うことを促す社会的な結束を支えます。そしてこのように協力し合うことは、私たちの祖先にとって決定的な意味を持っていました。互いに思いやりを持って協力し合う者は、争いと孤独に苦しむ者よりもうまく生き延びることができたからです。だから「最もやさしい者が生き残る」のです。この安らぎと満足のシステムは、感情の「バランス感覚」をつかみ、少しずつ視野を広げて、物事を適切に把握する意識を養う力になるため、現代においても変わらず大きな意味を持っています。こうした内面の落ち着きと広い視野は、多くの現代人が経験している浮足立った感覚とはまったく異なるものです。ともすれば「やわ」に、ほとんど弱さの表れにさえ見えてしまうかもしれませんが、健康や幸福と密接に関わるこの働きは、長期的には身体に非常に強い影響を及ぼします。

　この安らぎと満足のシステムの働きは主に「抱擁」ホルモンと呼ばれるオキシトシン、そしてエンドルフィンという一群のホルモン物質が司っています。オキシトシンは「夢ごこち」のような満足感と安心感を生み出します。これは例えば、女性が出産する際や、赤ん坊が抱かれたり、キスされたりしたときに分泌されます。また、人が誰かに触れられたときや、心から愛され、必要とされていると感じたときにはいつでもオキシトシンが放出されます。オキシトシンは仲間意識、帰属感、愛情、安心感といった感情をつくり出します。これを補完するエンドルフィンは、身体から分泌される自然の鎮痛剤として、モルヒネやコデインなどの麻酔薬と同じように働きます。事故に遭ったり、けがをしたりすると、体内でエンドルフィンが大量に分泌され、大きな鎮痛効果を発揮します。また、エンドルフィンには穏やかな満足感と幸福感をもたらす効果もあります。

　こうした安らぎと満足のシステムは気分を良くするだけでなく、身体の健康と回復を促進します。このシステムが動き出すということは、身体がそのエネルギーを回復に振り向けても安全な状態にあることを表しています。回復が促されるのはそのためです。これとは対照的に、免疫系を弱め自己治癒を妨げるストレスホルモンは、身体のエネルギーを差し迫った生存の必要に

集中させ、危険と闘うか、逃げるという行動を促します。

　このように、身体の安らぎと満足のシステムは、やさしさ、愛情、思いやりと密接に関わっています。さらに、こうした「白いオオカミ」の感情は安らぎと満足のシステムの働きを強めるため、オキシトシンやエンドルフィンの分泌がさらに活発になる好循環が自然と加速していきます。これは痛みや苦しみと、それに伴う不安、ストレス、抑うつ、疲弊といった症状が互いに影響し合いながら膨らんでいく悪循環とは逆の現象です。

　ここで大切なのは、私たちが生きていくために、そしてできる限り健康で幸福な生活を送るために、この3つの感情制御システムがどれも必要であるということです。

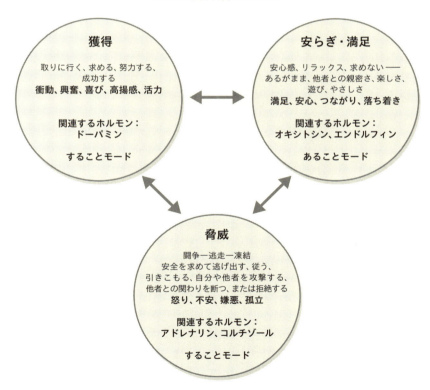

3つの感情制御システム*4

第9章 ❋ 第6週：思いやりのやさしい重みを感じる

問題が生じるとすれば、この3つのシステムのバランスが崩れてしまうときで、慢性の痛みや病気、長期的なストレスがそれを引き起こすことがあります。例えば、脅威―回避のシステムが働きすぎると、私たちは闘争―逃走モードでせわしなく動き回り、身に起きていることに必死で抵抗して、自分を見失っていくかもしれません。獲得のシステムが過度に働いているときには、目標に向かって厳しく自分を追い立てたり、娯楽を求めたりしながら、ストレスや憂うつな気分を膨らませていくのではないでしょうか。どちらのシステムもまさに「することモード」の働きです。そして、このようなときには安らぎと満足のシステムの働きが弱まります――言うまでもなく、私たちが活性化させなければならないのは、健康を改善し、幸福な生活をもたらすこのシステムです。本書で取り組む「健康のためのマインドフルネスプログラム」は、意識的にやさしさと思いやりを育むことで、このシステムを活性化します。また、「あることモード」の働きを強め、それに伴うさまざまな効果をもたらします。

　近年の臨床研究により、やさしさ、思いやり、愛情といった感情の持つ強い力が明らかになってきています。研究によれば、マインドフルネスの評価尺度で点数が低く、自分にやさしさや思いやりを持って接するのが苦手な人は、そうでない人よりもはるかに強く痛みを感じます[*5]。そうした人は、全般的に心身の健康状態も悪くなる傾向があります。アメリカのデューク大学メディカルセンターで実施された研究では、瞑想を通して「慈悲」の心を養うだけで痛みが大幅に軽減されました[*6]。また、同じくアメリカのエモリー大学で行われた研究によると、瞑想で思いやりの気持ちを養うことで（関節炎などの病気で特に大きな意味を持つ）炎症を軽減し、免疫系を強化することができます[*7,8]。自分に対して、少しだけやさしさと思いやりを持って接するだけで、大きな効果が期待できるのです。デューク大学メディカルセンターの調査では、自分の症状を受け入れて、自分自身に思いやりを持っている患者が感じる心身の苦痛は、そうでない人と比べてはるかに小さなものでした。また、痛みが生活を妨げる度合いを表す「疼痛生活障害」(pain disability) も、症状を受け入れている患者のほうがはるかに軽いものでした[*9]。こうした研究結果に加え、マインドフルネスが心身の健康や幸福全般にもたらす効果を

示す臨床データは無数に発表されています。

　おそらく最も目を引くのは、こうした効果が特定の瞑想トレーニングをわずか8分間実践しただけで起きてくるということです[*10]。そしてこれから私たちが取り組むのは、まさにその瞑想です。

第6週の実践

- 10分間の「呼吸瞑想」(79ページ参照、付属CDトラック2)を、1週間のうち6日間実施。
- 10分間の「心を開く瞑想」(163ページ参照、付属CDトラック6)を、1週間のうち6日間実施。この瞑想は、できれば呼吸瞑想とは別の時間帯に実践します。また、心を落ち着かせるために、心を開く瞑想の直前に、ボディスキャンなど、別の瞑想を行うのも効果的です。
- 「ベースライン」の実践を続ける (169〜171ページ参照)。
- 習慣を手放す:立ち止まって目や耳を働かせる (171ページ参照)。

思いやりを持って人生に向き合う

　ここまでのプログラムで中心的な要素となっていたのは、1度に1つの経験に心を集中する力を養うことでした。これはマインドフルネスの鍵となる力の1つで、「フォーカス・アウェアネス」として知られています。これには心を静め、安定させることで、不安、ストレス、抑うつ、そして二次的苦痛を軽減する効果があります。また、第4週では、自分の経験に思いやりを持って向き合うことを学びました。このように、抵抗する心を「緩める」ことで、無意識に苦痛やストレスを悪化させずに、移り変わっていく痛みを受け入れることができます。そして第5週では、生活の中にある心地よく、好ましい面を見つけ出すことを学びました。これは充実した生活を取り戻す力になります。

　今週は「オープン・モニタリング」という、マインドフルネスの2つ目の

鍵となる力を深めていきます*11。この力は、生きていく中で出会う一瞬一瞬の経験が、常に変化し続ける様子を観察することで養われます。このことにはこれまでも何度か触れてきましたが、今週は「心を開く瞑想」を通して、もう少し中心的なテーマとして扱います。これによって、広く開かれた――バランスがとれて安定した、物事に動じない――心を養います。さらに、伝統的には「慈悲」と呼ばれる、マインドフルネスの3つ目の重要な力を深めていきます。

　第4週と第5週の実践では、痛みや心地よさといった感覚を、いわば強力な顕微鏡を使って研究するかのように、とても細かく、正確に観察しました。今週はもっと視野を広げ、広角レンズをのぞくようにさまざまな感覚を観察します。できる限り広い意識を保ち、特定の部分にとらわれずに経験していることすべてを感じ取ります。意識の器としての心を大きく広げていくとイメージするとよいでしょう。そしてその意識に温かい思いやりの気持ちを吹き込みます。

　心を開く瞑想を実践していると、生きていく中で経験するあらゆることは常に移り変わっているのが、心の底から実感できます。苦痛は、寄せては返す波のように変化しています。山は浸食され、少しずつ海へと流れ込んでいきます。宇宙、そして時間そのものですら、いつかはその存在を終えます。こうした変動を意識し続けることで、心地よい感覚も不快な経験も、海の波のように生じては消えていくのをただ見ていられるようになります。すると、無意識に心地よいことにはしがみつき、不快なことには抵抗してしまう癖から抜け出すことができます。それができるようになれば、苦痛に心を奪われることはなくなるのです。

　こうした説明には、今の時点では漠然として理解しづらいところもあるかもしれませんが、これから1つ1つ順を追って学んでいくので、心配しないでください。ここで説明したことは、身をもって体験して、初めて本当に理解できるものです。そしてその体験を得ることが、これから実践する心を開く瞑想の主眼なのです。

心を開く瞑想

　この瞑想では、自分が経験するあらゆることに対する安定した、開かれた、やさしい意識を養います。

✳︎準備

　いつもの通り、まず瞑想の姿勢を整えます。座る、横になる、立つ、いずれの場合もできるだけ身体を真っすぐにして、楽な姿勢をとります。
　重力に身を任せ、全身の重みを椅子やベッド、床に預けましょう。

✳︎瞑想

　ゆっくりと意識を身体に向けていき、呼吸の感覚と動きを感じ取ります。呼吸とともに、身体の表面だけでなく、内側も動いているのが感じられるでしょうか。身体の前面、側面、背面をほぐすように、穏やかなリズムで自然な呼吸を続けます。
　意識が集中してきたら、不快感や苦痛に対して意識を閉ざしたり、抵抗していないことを確かめます。身体のさまざまな部分に順番に意識を向けていき、どこかに固さや抵抗を感じていないか確認します。固さや抵抗、あるいは痛みや不快感があるときは、思いやりを持って、それを穏やかに、やさしく意識の中に取り入れます。大切な人が困っていたら自然とそうするように、自分の痛みや不快感に温かい気持ちで接します。しばらくそうして、柔らかく穏やかな呼吸で、不快感のある部分を揺り動かしてみます。痛みや不快感に強い抵抗や嫌悪を感じるとき、あるいは苦しさを覚えたり、緊張して身構えてしまったりするときは、それが今この瞬間のあるがままの状況であることを受け入れます。そして、柔らかく、やさしく、すべてを受け入れ、呼吸の中でそれを揺り動かします。息を吐くたびに、身体の重みで床のほうに身体が引かれてい

く感覚を繰り返し味わいます。

　では、ゆっくりとゆっくりと、意識をこの瞬間に感じられる心地よさへと移していきます。何か心地よいことに注意をそっと預けます。どんなにかすかなことでも構いません。肌に感じる日差し、顔が柔らかく緩んでいること、手の温かさ、心地よい音、あるいは単に不快感がないこと——例えば、お腹が空いていないことなど——に気づくかもしれません。大きくて強い感覚だけでなく、かすかな、あるいはありふれた心地よさにも注意を向けて、それを感じ取ります。そうした心地よさはそこで待っていて、うまく意識の中に取り入れれば、いつでも感じられるものなのです。身体、感覚で経験しているさまざまなことを、ゆっくりと感じ取っていき、その心地よさを意識にとどめ、しっかりと味わいます。

　では、少しずつ少しずつ視野を広げていきます。ここまで不快感や心地よさを観察してきたのが、詳細なズームレンズの意識だったとするなら、今度は広角レンズの意識をつくっていきます。今経験していることに意識を預けます。身体に意識を預けます。そして不快な経験が一瞬一瞬、生まれては過ぎ去っていくのを、抵抗せず、こだわることなくただ観察します。また、心地よい経験が一瞬一瞬、生まれては消えていくのを、執着せずにただ観察します。呼吸は一瞬一瞬、絶え間ない身体の動きや、移り変わる感覚とともに、現れては消えていきます。それと同じように、不快感や心地よさも、絶え間ない身体の動きや、移り変わる感覚とともに、現れては消えていくままにします。

　心地よさや不快感を海の波だとイメージしてみてもよいでしょう——そうした感覚の波は、絶え間なくうねり続けています。心地よい感覚や痛みの波が起きるたびに、反射的に嫌悪感や執着心を起こすなら、意識は1つ1つの波、つまり過ぎ去っていく感覚のなすがままに揺られる小舟のようなものです。反対に、広く、安定した、物事に動じない意識を養い、あらゆる経験を、全体として等しく受け入れることができれば、

美しい流線型のセーリングクルーザーが海の波を切って進むような意識になります。クルーザーには安定感と深さがあり、背の高いマストで遠くまで見通すことができます。自分の意識を、この美しいクルーザーのように感じながら、力を抜いて呼吸を続け、一瞬一瞬、経験するすべてを、柔軟で開かれた視野の中に取り入れていくことができるでしょうか。

　自然な呼吸を続けながら、それをやさしく穏やかなものにしていきます。息を吸うときは、今経験しているすべてに、やさしく受け入れる気持ちを取り入れます。息を吐くときは、今経験しているすべてに、やさしく穏やかな気持ちを吹き込みます。

　しばらくこうして、広く開かれた、安定したやさしい意識を、経験しているすべてのことに向け続けます。過ぎ去っていく痛みや心地よい感覚という波の表面に意識を奪われず、海の全体を見渡す意識を保つように心がけます——その海は広く、深く、常に移り変わっていて、自分へのやさしさに満ちています。海の水に塩が溶け込んでいるように、呼吸に自分へのやさしさを溶け込ませることができるでしょうか。

＊終わりに

　では、ゆっくりと瞑想を終わりにします。日常生活に戻っていきながら、瞑想中に養った、広く安定した柔軟な意識を保つように心がけます。しっかりと「地に足の着いた」安定した身体で、やさしい呼吸を感じ取りながら、経験するあらゆることを、過ぎ去っていく感覚、思考、感情の流れとして受け止めます。無意識に痛みを押しのけたり、心地よさにしがみついたりせずに、それらがただ生まれては消えていくままにします。

　準備ができたら、少しずつ身体を動かします。やさしい呼吸は保ったままで、その日の活動に移っていきます。

新たな視野

　自分や他者に思いやりの気持ちを向けるのが難しいと感じる人は少なくありません。その上、視野を広げて思考や経験を受け入れるのに困難を感じてしまうこともあります。これに対処する秘訣は、それは難しいのだと認めることです。その難しさが目の前の状況であることを認めてしまうのです。

　ジェイミーはやさしさと思いやりを感じられずに苦しんだ経験を、とても率直に語ってくれました。「間抜けになった気がしたよ、正直」。ジェイミーは言います。

　「サルフォード育ちだからな。思いやりのある人間になるなんて、ばかげたこととしか思えなかったよ。それって『弱虫』で、女々しいやつだって言うようなもんだと思ったんだ。考えてみろよ、もしも俺がやわで、ちょっとでも弱さを見せれば、カモにされるだけだろ？　だいたい誰に思いやりを持てばいいんだ？　住宅のトラブルに何もしてくれない行政の連中か？　電力会社か？　通りでドラッグを売りつけようとするクズ野郎どもか？　ああ、この週はどうしようもなかった……この瞑想は本当にどうしようもなかったよ」

　それでもジェイミーはプログラムを続けました。そうしたかったからではなく、砕けた左足がひどく痛み、そうせざるを得なかったためです。プログラムの最初の5週の実践はとても大きな効果がありましたが、そこでコースを放り出してしまうと、痛みがじわじわと戻ってきました。数週間後、ジェイミーは実践を再開し、心を開く瞑想に取り組みました。

　「とにかく座って、瞑想した。とにかくこの週を乗り切ろうと思った。それだけだったよ。本当に、何でもいいから片づけちまおうと思っただけだった」

　ところが実践の途中で、ジェイミーは自分に対して思いやりを持てることに気づきました。自分の心は自分のものなので、何が起きていても誰にも知られずに済みます。だから好きなだけ自分にやさしくなることができました。表面上は今まで通り振る舞っていたものの、心の中では「自分のことを少し大目に見る」ようになった、とジェイミーは言います。それから数日後、ジェイミーはマインドフルネスのインストラクターに教わった「諦めることとは違う、受け入れること」の意味を理解しました。それは消極的に状況に

従うのでも、無関心になるのでもなく、現実の世界、そして自分の周囲や内側で起きていることに、積極的に、しっかりと意識を向けることなのです。それが分かると、ジェイミーは今まで必死に強くあろうとしていたことが、実際は自分を弱くしていたのだと気づきました。常に警戒心と不安を抱いていたことで、心の中では計り知れないほどストレスが膨らみ、それが身体の回復を妨げていました。フォークリフトの事故でつぶされた足は完全には治らないかもしれません。だからといって痛みに苦しみ続けなければならないわけではないのです。

　アンも自分に思いやりを持てなかったために健康を害していたと気づきました。自分の抱える苦痛にあまりにも心を奪われていたせいで、生活が耐え難いほど荒れていたのです。そのため、自分の生活を意識的に改善する手段として、瞑想に取り組むことにしました。脳の回路は、自分が考え経験する1つ1つのことに順応して変わり続けているのだから、その変化をあるべき方向に向ければよいのではないかと考えたのです。

　「瞑想の先生が『人は自分が心を注いだものになる』と教えてくれたのを覚えています。だから少しずつ、人生を良くしていこうと決めたんです。痛みや病気に振り回される日々を、心の落ち着きと、穏やかな自信に満ちたものに変えていきたいと思いました。苦痛や抵抗から一歩身を引いて、もうそれにあまり悩まされずにいられるようになりたいと思ったんです。まず自分が海にもまれる小舟じゃなくて、流れるようなボディの、安定したクルーザーになって、痛みや心地よい感覚の波を切って進むのをイメージしました。このイメージはとても助けになりました。

　簡単だったとか、あっという間にここまで来られたと言うつもりはありません。それでも私は今、間違いなくここにいます。前よりも穏やかな場所にいるように感じています。線維筋痛症の痛みは、以前と比べれば本当に小さなものになりました。前よりもずっと自分の人生とつながっていると感じています。私にとってそれは、何物にも代え難いことです」

　アンは一歩退いて、内面の「白いオオカミ」に耳を傾けることを学びました。その声はやさしさと思いやりに満ちています。本当の安らぎを見つけたければ、その静かな声に耳を傾け、不安、怒り、罪悪感、羞恥心が発する大

きな声を聞くのをやめなければならないと気づいたのです。マインドフルネスを学ぶことがそれを助けてくれます。しかし、その実践がやさしさと思いやりに満ちていなければ、心に訴える力を持たない声がうつろに響くようなものです。不安や怒りの雑音を和らげることはできても、もっと健全な、より良い生き方に心を開くことはできないのです。そして私たちの苦しみを消して回復を促すのは、そのより良い生き方に他なりません。

　ミーガンも問題にぶつかった1人でした。プログラムをここまで進んだとき、症状が再発して、瞑想をすることが困難になったのです。薬物治療のために頭がもうろうとして、吐き気を感じました。ここまでの実践で大きな効果があり、コースを続けたいと思っていましたが、どうしてもそれができなくなっていました。ミーガンは諦めるのではなく、考え方を変えることにしました。これはらせんを描くように向上していく道のりなのだと考え、努力に比例して直線的に向上していくと期待するのをやめたのです。そして、症状がぶり返してはいたものの、始める前の状態に戻ってしまったわけではないと気づきました——それはむしろ2歩進んでは1歩下がるような歩みでした。初めに覚えたいら立ちや失望が過ぎ去ると、その状況に対して気が楽になっていきました。病気の苦痛がひどくなっていても、コースを始めたときよりも自分が意識的で、やさしい気持ちになっていることが分かりました。だから、時には実践中につらい思いをすることがあっても、1日2回の瞑想は決してやめませんでした。ミーガンは心の中がどれほど「散らかって」いても、瞑想のシンプルなトレーニングによって苦痛が和らいでいるのが分かっていました。また、瞑想を行う時間帯をいろいろと変えて効果を試してみました。ミーガンはインストラクターに言われた「瞑想に『失敗』はない」という言葉を思い出しました。特に疑念や絶望が心に紛れ込んできたときに、この言葉が助けになりました。そして心がさまよったことに気づくたびに、それは失敗ではなく、気づきという奇跡の瞬間であり、瞑想に成功しているのだと心の中で確認しました。こうして、ミーガンはだんだんと自信を取り戻し、やがて少しずつ苦痛が治まっていきました。

ペーシングプログラム：定着と改善

　プログラムをここまで進めるころには、多くの人が規則的なペーシングのリズムになじみ始めます。おそらく活動の合間に休憩時間を挟む習慣が定着し始めているでしょう。日々、以前よりも頻繁に休憩をとっているはずなのに、達成できることが増えたと気づいているかもしれません。そうした長く続けられる活動のリズムが確立できていたら、そろそろベースラインを伸ばし始めるとよいでしょう。それでも、少しずつ慎重に進むことを忘れないでください。ベースラインの増やし方の目標として妥当なのは、最大でも1週間に5％までです。これを計算するには、現在のベースラインに、その20分の1の時間を足します。例えば、現在のウォーキングのベースラインが20分なら、21分まで伸ばすことができます。これではあまり増えていないように感じるかもしれませんが、こうして規則的にペースを保って活動を増やしていけば、驚くほど早く体力とスタミナを向上させられます。また、こうすることで、つい無理をしすぎて膨張―破裂サイクルに逆戻りするのを防ぐことができます。マラソンランナーは無理をして燃え尽きるのを防ぐため、多くても1週間に10％までしかトレーニングの負荷を増やしません。そうしたことも念頭に、慎重に取り組んで確実に成果を出しましょう。

　ベースラインを伸ばしたことで過度の不快感が起きたときには、少しペースを緩めます。急ぐ必要はありません。これは体力向上のためのプログラムではないことを忘れないでください。目的は生活の質を全般的に向上させることなので、身体が少しでも健康になったとしたら、それはラッキーな副産物だと考えるとよいでしょう。

　さしあたり今のベースラインで十分だと感じるときは、もう1週間それを維持します。繰り返しになりますが、急ぐことはありません。ベースラインを伸ばしたければ、そうする機会はこの先も十分にあります。また、今のベースラインがまだ長すぎると感じる場合には、それを20％ほど減らしましょう。そうするのは恥ずかしいことではありません。ここではまだ、手探りで進んでいる段階なので、もう少し時間をかけてやり方を試してみるのはとても理にかなったことなのです。

日常の中の一瞬一瞬を大切にする

　この段階までコースを進めると、日常生活の中でも、一般的な意味でマインドフル（意識的）になる人が増えてきます。おそらく一日を通して、太陽、空、光、呼吸への意識などを立ち止まって感じ取ることが、以前よりも増えているでしょう。
　ジルは自分でも気づかないうちに、日常生活に意識的になっていました。最初にそれに気づいたのは、買い物をしていて肩と胸の緊張を自覚したときでした。ジルは肩の力を抜いて、顎を少し緩め、柔らかく呼吸することを少しずつ学んできました。そして、自分の足が「地に着いた」感覚に意識を集中します。自分の思考を確認したり、何かに抵抗していないかを確かめたりした後、リラックスしてそれを受け入れます。自分がせわしなく動き回っていることに気づくたびに「何を急いでいるの？」と自分に問いかけ、本当に急ぐ必要があるのかを確認します。するとたいてい、その必要はないことが分かります。それから心地よい感覚を探します。こうすることで今この瞬間に意識を戻し、人生は急いでこなすものではなく、しっかりと味わうものなのだと思い出すことができます。また、ジルは両腕に腱炎を患っていたため、腕が痛む動作をするときは特にマインドフルに行うことを心がけるようになりました。例えば、歯を磨くこと、髪をとかすこと、手を洗うことなどです。こうしたことをするときは、少し長く時間をかけるだけで痛みを減らせます。他にも気づいたことがありました。それは、少しだけ長く時間をかけると、こうした日常の作業が心地よいものになることです。
　「歯を磨くことが気持ちよくなるなんて、考えもしなかったわ」。ジルは言います。「歯茎をマッサージしてるみたいなの。腱炎の痛みもそれほど感じなくなったし。今では歯を磨くのが楽しみなくらい。だって、前よりも時間をかけるようになって、これまでの『さっさとやって、とにかく終わらせる』っていう気持ちがなくなったから。それって本当に気分がいいの」
　リジーも日々のマインドフルネスに大きな喜びを感じるようになった1人でした。「すごくマインドフルに過ごせる日が増えてきました。何をするときでも、今までのようにせかせかとやるんじゃなくて、ゆっくり、ゆとりを

持ってやっていいって決めたんです。これまで何をしていても、心の奥にかすかないら立ちがあったのに、それが本当に消えてしまったみたいなんです。周りの人にとっても一緒にいて気持ちの良い人間になれたので、私がマインドフルになることがパートナーのためにもなっています。自分にやさしくいられる一日を過ごすって、素敵なことです。自分の身体を一瞬一瞬、十分に感じられるようになるほど、身の回りで起きていることにも広く心を向けられるようになる気がしています。自分の動きが慌ただしくなっていると気づくたびに、自動操縦にはまりそうになっていたのが分かるので、意識してまたペースを落とします。歩き方がせわしなくなっているときには特に注意します。ちょっと変な人だと思われるだろうけど、心の中で呟くんです。『歩いている。持ち上げている。何々している』って。これって自分を今の瞬間に引き戻す、すごくいいやり方なんです。例えば、洗う前の洗濯物を仕分けるときも、本当にゆっくりやるように心がけます。そうして衣服の肌触りを感じ取ります。それがすごく気持ちいいんです。大事なのはペースを落とすことです——いつもみたいに、無理に自分を追い立てて乗り切っていくんじゃなくて。今ではちょっとしたマインドフルネスのチェックリストをお財布に入れて持ち歩いています。同じものを冷蔵庫にも貼ってあって、それにはこう書いてあるんです。『ペースを落とす。息をする。地に足を着ける。息をする。抵抗を緩める。息をする。この瞬間を楽しむ』。単純なことだけど、本当に役に立つんですよ」

習慣を手放す：立ち止まって目や耳を働かせる

　今週の「習慣を手放す」では、毎日5分間立ち止まって、身の回りのものにただ目を向けるか、聞こえる音に耳を傾けます。楽な姿勢をとって——座って、横になって、立って——見えるものや、聞こえる音についての話を頭の中で考えることなく、そのまま感じ取ります。ある日に聞くことで試してみたら、別の日には見ることで実践します。ただし障害がある場合には、自分にとって一番強く感じる感覚で実践しましょう。

　音で実践する場合、聞こえてくる音をすべて、ただそのまま——一瞬一瞬、

生まれては消えていくまま、音そのものとして、その音が引き起こす印象として——受け止めるように心がけます。無意識に嫌な音を聞かないようにしたり、心から締め出そうとしたりする心の働きに注意を向けましょう。また、自分を引きつけ、のみ込んでしまうような音、自分の意識が身体から抜け出して、奪われてしまうような音がないか注意します。聞こえているのが何の音か突き止めようとしたり、その音にまつわる話を考えたりしているうちに空想に迷い込んでいたことに気づくかもしれません。この実践の目的は、広い意識にとどまり、そこに根を張ったままで、音そのものとしての音、その移り変わっていく感覚に気づくことです。好きでない音はそのまま受け入れ、好きな音は楽しみましょう。そうした音をすべて認識し、一瞬一瞬、過ぎ去っていくままにします。その音が常に移り変わっていく様子に注意を向けましょう。おそらく、そうしているうちに気持ちが落ち着かなくなったり、退屈したり、自分のことに意識が向いてしまったりするでしょう——どれも実践中に自然と起きることです。そうしたときに急いで別のことを始めるのではなく、その退屈さに心を開いて感じ続けることができるでしょうか。

　見ることで実践する場合も、やり方はまったく同じです。視界に入るあらゆるものに意識を開きます。窓の外や自分のいる部屋の中を見ても構いません。屋外で寝転がって木々や空を見上げてもよいでしょう。意識を広げ、さまざまな色や形をその中に取り入れられるか試してみましょう。それら1つ1つの印象にとらわれず、起こっては消えていくままに観察することができるでしょうか。見えるもののさまざまな特徴と、それによって心に起こる反応を意識しましょう。

　ジーンはマンチェスターの自宅に座って、見るものの印象を感じ取る実践をしました。外は雨で暗かったので、壁にかかった絵を見ることにしました。自分の心がその絵にまつわる話を考え始めるのを観察するのは、とても興味深いことでした。最初はその絵を買った日のことを思い出しました。次に、心がその絵のさまざまな要素に反応し、それらをまとめ上げて話——画家は何を思ってこの絵を描いたのか——を考えようとしていることに気づきます。ジーンはそうした心の動きに気づくと、再び「見てるだけ」の状態に戻りました。こうして脳の考える機能はひとまず静まり、その絵の持つさまざ

まな青の色合いにただ目を向けて、その美しさを感じ取れるようになり、絵と、その美しい色合いにどんどん引きつけられていきました。ジーンはただ静かに座って、「考える心」の止まらないおしゃべりを介さずに絵を見つめることで、内面の自由とつながり合うことができたのです。

　ジェレミーは聞こえてくる音に耳を傾けていて、とても興味深いことに気づきました。「部屋の外の通りからドリルで工事をする音が聞こえると、すぐに心がわめきながら、そっちへ飛び出していきました。『静かにしてくれないか。なんて音を出すんだ。だいたい、なんでドリルなんか使ってるんだよ。どうして役所ってのは何一つまともにできないんだ』って。それに気づいたときは、もう自分を笑うしかなかった！　頭の中で勝手に役所のせいにしてたんです。確かなのは外でドリルの音がしてるってことだけで、本当のところ、誰がその音を出してるかなんて知りもしないのに。もしかしたら、ぼくが指摘した水漏れを水道局が直してたのかもしれないんだ。それから意識を身体に引き戻して、ドリルの音がやって来ては消えていくのに任せたんです。頭の中でそれに関する話を考えずに、ただの音として。そしたらその音の中にも、とても気持ちのいい部分があるのが分かりました。いや、それには驚きました、本当に。ドリルの音が止むと、静けさを楽しんで、その後に戻ってきた鳥の鳴き声も心地よいものでした。だけど、その心地よい音に心を奪われずに、音が部屋に届いてくるのをそのまま感じるように心がけました」

第10章
第7週：つながりに気づく

Week Seven: You Are Not Alone

　　人間は「宇宙」と呼ばれる全体の一部です。時間と空間を制限された一部なのです。私たちは自分自身、自分の考えや気持ちを、他からは切り離されたもののように経験します——これは意識が引き起こす一種の幻影です。この幻影は監獄のように、私たちを自分だけの欲望や、少数のごく親しい人への愛情の中に閉じ込めています。私たちのやるべきことは、思いやりの気持ちの及ぶ範囲を広げ、そこにあらゆる生き物や、この美しい自然のすべてを受け入れることによって、自分をこの監獄から解き放つことに他なりません[*1]。

アルベルト・アインシュタイン

　ペンシルベニア州のロゼトは一見何の変哲もない、アメリカの小さな町です。通りに沿って並ぶ、レンガ造りで窓によろい戸の付いた家。あちこちに見かける真っ赤な給水用パイプ。頭上につられ、風にゆったりと揺れる信号機。どこからどう見てもありふれたこの町は、住人の最多の死因に至るまで他の町と同じです。もっとも、ずっと以前からそうだったわけではありません。比較的最近まで、ロゼトの住人のストレスレベルは非常に低く、心臓発作による死亡率も驚くほど低いものでした。そのため、全米各地から集まった学者たちが、その健康の理由を解明しようと、数十年にわたってあらゆる面からこの町を研究しました。そして、それらの研究が結果的に浮かび上がらせたのは、先進国に蔓延するさまざまな心身の健康問題の隠された原因でした。

　ロゼトの死亡率に関する最初の系統的な研究結果がJAMA（『ジャーナル・オ

ブ・アメリカン・メディカル・アソシエーション』誌）に掲載されたのは1964年のことでした[*2]。オクラホマ大学の医学部長だったスチュワート・ウルフ博士の研究チームは、45歳未満での心臓発作による死亡率が0であることを明らかにしました。死亡率が高くなる中年後期でもその数値はそれほど高くなく、65歳以上の男性ですら全米平均の半分程度でした。さらに興味深いことに、周辺の町での心臓発作による死亡率は、ロゼトをはるかに上回っていたのです。後続の研究によって、ロゼトに健康で幸せな住人が多いのは、遺伝やその他の身体的原因によるものではないことが明らかになりました。そして、住人たちは一般に健康的と言われるようなライフスタイルで暮らしていたわけでもありませんでした。フィルターのないタバコを吸う人が多く、男性も女性も見たところ思う存分ワインを飲んでいました。住人たちはイタリア系でしたが、ずっと以前から、健康的なオリーブオイルではなく、ラードを使うようになっていました。ミートボールやソーセージもラードで炒め、脂肪分の多いチーズやサラミを大量に食べていました。仕事も決してストレスの少ないものだったわけではありません。多くの住人が働いていたのは、近くのスレート採石場でした。業務中の事故の多さに加え、有毒な粉塵やガスによる健康被害で知られる仕事です。これらを考え合わせれば、ロゼトの死亡率は全米平均よりはるかに高くこそあれ、低いはずはありませんでした。そのほかに、ロゼトに関する統計数値で際立っていたのは2つ——犯罪率が0だったことと、福祉給付の申請があまり多くなかったことです。

　やがて研究者たちは、こうした「ロゼト効果」の原因が、固い絆で結ばれた家族からなる、強く温かい地域社会にあることを突き止めました。また、その他の理由として、所得格差が少ないこと、住人たちが裕福さを誇示するのを良しとせず、「消費文化」を意識的に避けていることなどが挙がりました。こうした要素が組み合わさって、一般に健康的なライフスタイルとして数えられる禁煙や習慣的な運動などと、少なくとも同等の効果をもたらしていたのです。分析の最後に研究チームは1つの予測を立てました。それは、ロゼトの住人たちが固い絆で結ばれた旧来の地域文化を捨て、先進国によくあるライフスタイルを取り入れるようになれば、死亡率は上がり始めるだろうというものでした。

時とともに、ペンシルベニアの片田舎の、周囲から隔絶された小さな町だったロゼトは、近隣都市のベッドタウンに組み込まれていきました。中には120キロも離れたニューヨークまで通勤する人も現れます。町外れには高い柵に囲まれた大きな家が建てられました。住人は以前より車を運転するようになり、余裕があれば乗っていた国産車を高級外車に買い替えていきました。こうした変化と並行して、昔からの社交場だった酒場は廃れ、暖かい夏の夕暮れに散歩する家族連れの姿も見られなくなっていきます。以前は地域交流の中心だった教会への礼拝も少なくなりました。世代が代わらないうちにロゼトは様変わりし、住人の健康や幸福にも大きな変化がありました。その変化を物語るように1971年に初めて、心臓発作による45歳未満の死者が出ます。ロゼトが変化しつつあることは、1992年に『アメリカン・ジャーナル・オブ・パブリック・ヘルス』誌に掲載された論文によって裏づけられました[*3]。それは、ウルフ博士の予測が正しかったことを示すものでした──西洋社会に一般的な「個人主義的」で、ストレスの大きなライフスタイルを取り入れるにつれて、ロゼトの住人たちの健康と幸福は損なわれていったのです。

　ある意味で、こうしたロゼト効果の成り行きは簡単に予測できたことでした。これまでの章で見てきたように、私たち人間には、家族や友人、同じ地域に住む人と気持ちを通わせ、助け合うことを促す本能が備わっています。そのため地域社会の絆がほころび、目に見えない助け合いのネットワークが弱まれば、ストレスレベルが高まり、住人の健康は損なわれていきます。このような状況は多くの先進国で際立っていますが、数十年前までのロゼトには見られないものでした。その後、ロゼトでの発見を裏づける研究は、世界中で発表されています。つまり、自分が社会の一員であると感じ、人生には固有の目的と意義があると信じて、気兼ねなく他者と助け合える人は、そうでない人よりも幸福で健康に生きられることが多いのです。

　ロゼトが幸福で健康な町だったのは明らかだとしても、決して理想郷だったわけではありません。スレート採石場で働く男性たちにとって、生きるのが大変だったことは間違いありません。女性はこの町の家父長的な文化に不満を感じていたことでしょう。そして若者は、仕事の可能性の乏しさに希望

を奪われていました。しかし少なくとも健康に関して言えば、こうした負の側面は、家族の絆や共同体意識によって補われていたのです。

　過去を美化したり、頭の中で理想化したロゼトの町を現代によみがえらせようとしたりすることで得るものはありません。しかし、負の側面を伴わずにロゼト効果だけを再現しようとするのは賢明な試みです。幸い、1人で生きていても、社会の大勢から疎外されたように感じていても、そうすることはできます。これまでの章では、自分に対してほんの少しやさしく、思いやりと受容の気持ちを持って接することで、健康と幸福に良い影響があることを見てきました。おそらくすでに、そうした効果は感じられていることでしょう（効果が定着し、大きくなるには何週間かかることもありますが）。しかし、ロゼトの事例を考えれば、それで十分ではありません。思いやりの範囲をもう少し広げて、生きていく中でほんの少しの間でも関わり合うすべての人を、そこに受け入れていく必要があるのです。今週の実践では、それに取り組んできます。

第7週の実践

- 10分間の「心を開く瞑想」（163ページ参照、付属CDトラック6）を、1週間のうち6日間実施。
- 10分間の「つながりの瞑想」（180ページ参照、付属CDトラック7）を、1週間のうち6日間実施。また、上記とは別にボディスキャン、呼吸瞑想、その他、自分の状況に適していると感じた瞑想を行ってもよいでしょう。
- ペーシング：「3分間呼吸空間法」を1日2回以上実施（189ページ参照、付属CDトラック8）。
- 習慣を手放す：手あたり次第に人にやさしくする（191ページ参照）。

孤立からつながりへ

　ここまでのプログラムでは主に、自分自身に向ける意識とやさしさを養ってきました。自分の心と身体に一瞬一瞬、どのような思考、感情、感覚が流れているか把握する力を育み、それによって、思考や感覚に無意識に反応せず、意識的に対応することができるようになってきました。また、思いやりと受容の力を体験してきたことで、生活の中の素朴な喜びを味わえるようになっていることでしょう。さらに、意識を温かさとやさしさで満たし、大切な人が苦しんでいるときに自然とそうするように、自分にやさしくすることを学んだのも、とても大切なことです。

　今週はこうした力を使いながら、思いやりを向ける範囲をもう少し広げて、生活の中で関わる他の人々も――そして理想的には、関わりのない人まで――その中に受け入れていきます。ロゼト効果を自ら実践するのです。今週実践する「つながりの瞑想」では、愛情、やさしさ、他者とつながっている感覚を養い、それが及ぶ範囲をどこまでも広げていきます。初めはどれほど孤立を感じていたとしても、この瞑想を通して、欠けるところのない、地に着いた、満ち足りた感覚に近づいていくことができます。

　今週もこれまでと同様に10分間の瞑想を1日2回実践します。できれば心を開く瞑想を朝に、つながりの瞑想を午後から寝るまでの間に行います。もう少し時間があれば、つながりの瞑想の直前に、心を開く瞑想をもう一度行うと大きな効果があります。こうすると、まず自分にやさしい気持ちを向けてから、それを他者へと広げていくことができます。また、みなさんはすでに十分な経験を積んできているので、音声ガイダンスなしでの瞑想も気軽に実践してみてください。

　今週の実践を始めるにあたっての注意点をお伝えします。自分の抱える問題や苦痛に押しつぶされそうなときには、温かい思いやりの気持ちを他者へと広げることに困難を感じるかもしれません。痛みや苦しみがあるとき、私たちはひどい孤独を感じることがあります。それもまたストレスの症状の1つなのです。そして長く苦痛を抱えていると、その孤独はだんだんと現実のものになっていくかもしれません。身体の痛みが現実の孤立を余儀な

くすることがあるからです。そのため、今週の「習慣を手放す」では、「手あたり次第に人にやさしくする」という具体的な行動によって、この流れを反転させていきます（191ページ参照）。それでも、あなたが実際に1人きりで、長い間孤独を感じながら過ごしていたとしたら、つながりの瞑想を実践することに、最初は少し抵抗を感じるかもしれません。そういう場合は、できる範囲で少しずつ前へ進みましょう。急ぐ必要はありません。そしていつもの通り、瞑想に「失敗」はないということも忘れないでください。誰も私たちの瞑想に点数をつけたりはしていないし、自分でもそうすべきではありません。誰も私たちが突然この世界や人類への愛に目覚めることを期待してはいません。ガイダンスに従って、できる範囲で実践するだけでよいのです。そして、この瞑想を実践していると、少しずつではありますが、確実に孤独が和らいでいくという、うれしい副産物があることも心に留めておいてください。こうした変化は、長い眠りから覚めるときのことを思い浮かべると分かりやすいかもしれません。そういうときはすぐにベッドから跳ね起きるのではなく、そっと床に足を下ろしてから、ゆっくりと身体を起こすのではないでしょうか。つながりの瞑想を実践するときも、それと同じように取り組みます。他者に温かい思いやりの気持ちを持つように心がけるだけで十分です。そうすることで、地殻がゆっくりと変動していくように、心が少しずつ開かれ、やさしくなっていきます。つながりの瞑想は、長く続けるうちに、人生に大きな変化をもたらす強力な瞑想法なのです。

ノースカロライナ大学チャペルヒル校のバーバラ・フレドリクソン博士は長年、慈悲の心に基づく瞑想を研究してきました。つながりの瞑想も、そうした瞑想の1つです。博士の研究チームは、慈悲の心に基づく瞑想が慢性的な苦痛の症状を和らげるのに、特に効果的であることを明らかにしてきました[*4]。博士はそれが起こるプロセスを以下のように説明しています。「前向きな感情に心を開くとき、人は自分自身を良い方向へとつくり変えていく成長の種をまいているのです」

つながりの瞑想の実践にあたっては、他のどの瞑想よりも、完璧はあり得ないことを心に留めておくとよいでしょう。大切なのは、他者と自分のさま

ざまな共通点をしっかりと意識しながら、温かい思いやりの気持ちを他者に広げようと、できる限り努力することだけです。それが私たちにできる最大限のことなのです。

つながりの瞑想

　この瞑想では、愛情、やさしさ、他者とつながっている感覚を養います。

＊準備
　瞑想の姿勢を整えます。できるだけ心地よく、リラックスしながら、はっきりとした意識で取り組めるような姿勢をとります。身体を椅子やベッド、床へと預け、全身の重みを重力に任せます。

＊瞑想
　呼吸の動きや感覚を全身で感じ取ります。意識を呼吸に向けて、身体の前面、背面、側面、そして身体の内側でも、表面でも感じ取ります。呼吸を自分への思いやりとやさしさで満たします。海の水に塩が溶け込んでいるように、やさしさの溶け込んだ呼吸を続けます。不快感も心地よさも、広く開かれた意識の中で瞬間瞬間、生まれては消えていくままにしておくことができるでしょうか。不快感に抵抗せず、心地よさにしがみつきもせずに、あらゆることを移ろっていくままに受け入れる、広く安定した、やさしい意識の中にとどまります。
　では、心に友人を思い浮かべます。自分が好意や親しみを感じている相手を1人、人生で出会ったすべての好きな人たちの代表として選びます。意識の広がりの中に、その人を招き入れます。自分がイメージしやすい方法であれば、相手の姿を心に描いても、その人に触れていると想像しても、別のやり方をとっても構いません。実際に経験していることを感じ続けながら、意識を広げて、その友人を迎え入れます。その友人と静かに座っているとイメージして、一緒にゆったりと呼吸しま

す。そして、自分とその友人に共通するさまざまなことに思いを巡らせます。見た目や、生活していく上での細かい点に違いはあっても、2人ともまったく同じように呼吸をしています。表面的な部分で違いがあったとしても、もっと深い部分ではとてもよく似ています。その友人も、あなたとまったく同じように、不快な経験には抵抗してそれを感じないようにしたり、時には押しつぶされそうになったり、心地よい経験にはしがみついたりしているでしょう。普段感じている他者との違いや隔たりを想像の中で乗り越えて、その友人と自分に共通する人間性に意識を集めてみます。友人に向ける呼吸に、やさしい気持ちを込めます。息を吸うときは、その友人とつながっている感覚をできるだけ強く、その息の中に感じ取ります。息を吐くときは、その友人の幸福を願うやさしい気持ちを吐く息にのせます。思いやり、満足感、充実感など、自分が求めるあらゆることを、今その友人にも願うことができるのです。息を吐くたびに、友人がそうした感覚に包まれていくのを想像します。

　そして意識をさらに広げて、他の人もその中に受け入れていきます。意識を自分の身体の中心から広げて、自分と先ほどの友人、さらに、自分の近くにいる人も心の中に受け入れていきます。家の中や、近所に人がいれば、その人たちのことを心の中で、生き生きと思い描きます。そうした人たちもそれぞれ、私たちと同じように生きていて、呼吸している人間です。私たちが人生で経験することは、その人たちもそれぞれの人生の中で、同じように経験しています。その人たちも、私たちと同じように、いつも息を吸い、息を吐いています。私たちとまったく同じように、不快な経験を嫌がり、それを感じないようにしたり、時には押しつぶされそうになったりしています。私たちとまったく同じように、心地よく、好ましい経験を楽しんでいます。そして、それに執着することで駄目にしてしまう点も、私たちと同じです。しばらく、そうしたさまざまな人々と自分との共通性を感じ取ります。

では、より一層意識を広げて、その中にさらに多くの人を受け入れていきます。自分への意識を土台として、この世界に生きるすべての人に共感を広げられるか、試してみます。自分の経験にとらわれて孤立を感じるのではなく、人はみな根底ではとてもよく似ていることに気づいて、他者に共感することができるでしょうか。自分のことを正直に、偽りなく認識できれば、その分だけ、人間というものを知ることができます。自分の苦しみをしっかりと認められれば、他者の感じる苦しみも理解することができます。自分の心の開放感、喜び、幸せを知っている分だけ、他者の喜びや幸せを理解して、ともに喜ぶことができます。

　そして、他者とのさまざまな共通点に思いを巡らしながら、幸福を願うやさしい気持ちを呼吸にのせます。息を吸うときは、すべての人への共感をその息とともに吸い込みます。息を吐くときは、すべての人の幸福を願うやさしい気持ちをその息にのせます。違いよりも、共通点に意識を向けます。孤独よりも、つながりに意識を向けます。すべての人への関心と、つながりを感じながら息を吸い、すべての人の幸福を願うやさしい気持ちをのせて息を吐きます。

　息に幸福を願う気持ちをのせて、すべての人に分け隔てなく注ぎます。好きな人、好きでない人。知っている人、知らない人。目を覚ましている人、眠っている人。近くにいる人、遠くにいる人。平和な場所に生きる人、戦地に生きる人。その誰もが人間です。私たちはみな、よく似ています。誰もが苦しみではなく、幸せを望んでいます。

　広く開かれた意識の中で、自分の感じていることの中心に根を張ったまま、意識をどこまでも広げていき、あらゆる場所にいるすべての生命をそこに取り入れます。呼吸の動きや感覚を自分の身体に感じながら、世界全体が同じように呼吸しているのを感じます——膨らみ、縮み、膨らみ、縮み。絶え間なく、ゆったりとした動き、移ろい。世界全体がやさしく、愛のある呼吸に包まれ、満たされていきます。その呼吸を感じます。吸って、吐いて。

> **＊終わりに**
> 　では、ゆっくりと瞑想を終わりにします。呼吸と身体の柔らかい感覚、そして自分と他者に開かれた心をそのまま保ち続けます。静かに目を開けて、身体を動かし、その日の活動に意識を向けていきながら、すべての人が持つ人間性とつながった感覚を保つように心がけます。ゆっくりと時間をかけて、意識を瞑想の空間から日常生活へと移していきます。

本来の自分を取り戻す

　つながりの瞑想について多くの人が口にする不安は、この実践によって自分があまりにも「やわ」な「弱い」人間になってしまうのではないかということです。痛み、病気、ストレスに長く悩まされていれば、心に自分を守るための壁を築いてしまっていても不思議ではありません。時には、その日一日を乗り切るだけでも、この上なく強い意志の力が必要になります。結局は強くなければやっていけない、そう感じてはいないでしょうか。

　こういった見方にも一面の真実はありますが、それがすべてではありません。確かに、苦しみを乗り切るにはある程度心を強く持つ必要があります。マインドフルネスは確実にその助けになりますが、それにとどまらず、人生の困難にもっとうまく対処する力にもなるのです。

　ジョーはコースの初めからこうした不安を抱いてきましたが、つながりの瞑想でそれがピークに達しました。自分に対して以前よりもう少しやさしく、思いやりを持って接することの大切さは理解できても、それを他者にまで向ける気にはなれなかったのです。特に、すべての人への分け隔てない共感を養うという考えには、心穏やかではいられませんでした。「それって、ちょっとお行儀が良すぎるんじゃないか？」。ジョーは疑問を投げかけました。情熱を持って人生に向き合ってきたジョーは、この瞑想で自分が少し落ち着きすぎた人間、平たく言えば、退屈なやつになってしまうんじゃ

ないか、と案じていたのです。物事に意識的に対応せず、無意識に反応してしまうのが望ましくないこと、そして、いつも反射的に動いては後になって気づくせいで、自分の痛みやストレスが悪化していることは理解していました。だとしても、少なくともそのようにしてジョーは生きていると実感できていたのです。しかし、こうした葛藤を抱えながらも、ジョーは実践を続けました。そうしてしばらくすると、痛みと心地よさを同時に感じていられることに気づきました。すると、痛みがいくらか和らぎました。また、注意して感じ取れば、それまで気づかなかった小さな喜びを簡単に見つけられることも分かりました。ストレスが消えていくにつれて、他者は出し抜かなければならない競争相手ではなく、人生の旅をともにする仲間だと思えてきました。こうしてものの見方が変わると、さらにストレスや苦痛が和らいでいきました。マインドフルネスの効果が定着してくると、ジョーはホームレスを支援するチャリティーショップでボランティアとして働き始めました。望んでそうしたわけではありません。それどころか、初めはボランティアをすると考えることすら嫌でしたが、マインドフルネスのインストラクターの助言に従って、もっと地域社会に関わることにしたのです。ジョーはできる限り温かく、開かれた心で活動に取り組みました。インストラクターにこう言われたことが心に残っていたのです。「他者に温かい思いやりの気持ちを持つように心がけるだけで十分です。後のことは自然とついてきます」

　そうしてみると意外にもジョーは、出会ったときの表面的な印象で相手を値踏みしたり避けたりせずに、そこで関わる１人１人に心を開くことができました。「誰かの着てる服が気に入らないって、そればかり考えてたときもあったよ」。ジョーは言います。「いろんな人が出入りする店で働いてると、そういうのがやたらと気になることがあるだろ。何日かそんなふうに考えながら過ごしていて、自分がどれだけ、けちで偏屈な人間になってたか分かったんだ。それで、難しかったけど、心を開いてみた。一度にほんの何ミリかずつでもね。

　おかしな話だけど、ぼくはもう少し他人にやさしさと敬意を持って接することを『許可』してもらう必要があったんだ。マインドフルネスのコースが

与えてくれたのはそれだった。このコースを始める前なら、地域社会の活動に参加するなんて思いつきもしなかったよ。そんなのは、自分のやることじゃないと思ってたんだ。インストラクターが背中を押してくれて、やってみようって気になれた。それが本当に大きな転換点になったんだ。もう、昔みたいに自分が1人だとは感じていない。おかげで、昔の自分には二度と戻りたいと思わないくらい、自分の殻から抜け出すことができたよ」

リサもジョーと同じような体験をしましたが、狼瘡の痛みとそれに伴う孤独感のために、リサはより一層の慢性的な苦痛に苛まれていました。そうした苦しみを抱えていたことで、リサの心には冷ややかな気持ちが広がっていました。自分自身にやさしさと思いやりを示すことはどうにかできたものの、その気持ちを他者にまで広げるのは容易ではありませんでした。やがてリサは、自分の内側から聞こえる、安らぎをもたらす静かな声に心を開いていきます。何年も孤独と恐れを感じながら生きてきたリサにとって、それはたやすいことではなく、困難の極みでした。だんだんと、恐れや罪悪感の発する支配的な声が、温かさや親しみの気持ちからくる、小さな声をかき消そうとしていることが分かってきました。これまで数多くの人が学んできたことを、リサも理解しました——本当の安らぎを見つけるためには、恐れや怒りがわめき立てる声ではなく、静かな思いやりの声に耳を傾けなければなりません。瞑想はその助けになりますが、心を他者への温かい思いやりで満たして実践しなければ、それは一時の気休めにしかならず、本当の安らぎは見つからないかもしれません。このことは、今では多くの研究によって裏づけられています。やさしさと思いやりに満ちた心でマインドフルネスを実践することで、緊張とストレスを生み出す脳回路が静まります。ひいては、これによって痛みや苦しみが和らいでいくのです。リサは身をもってそれを学びました。恐れや孤独感が消えていくにつれてストレスが減り、以前よりも満ち足りた気持ちで過ごせるようになって、身体の痛みも大幅に和らいでいきました。

ベリンダも、つながりの瞑想に不安を覚えた1人です。自分に意識を集中する——そして、それを他者へと広げていく——ことで、ますます孤独を感じてしまうのではないかと恐れていたのです。孤立感はベリンダの心に深く

巣くい、苦痛を生み出していました。ベリンダはがんで化学療法を受けた後、数年にわたり慢性疲労症候群に苦しんでいました。退院後の数か月はほとんど寝室から出られず、自宅にやって来るホームヘルパーの介護に頼っていました。若く聡明で、以前は活発な生活を送っていたベリンダにとって、その状況は耐え難いものでした。苦痛にとらわれ、身動きできなくなってしまったような気分でした。

　他者とのつながりを心の中で感じることの効果は、ベリンダにとって目の覚めるようなものでした。瞑想が終わるといつも、自分が同じ女性で、物理的には1人きりのままであることに気づきます。それでも、頭と心は別人になったように感じていました。それまで、人をうらやみ、自分は人とは「違う」のだと感じていたせいで、自ら孤立感を強めていたことに気づきました。他者とのつながりを感じられるようになってくると、そうした見方が変化しました。誰もが自分とまったく同じように呼吸していること、不幸を避け、幸せになりたいという共通の欲求を持っていること、そして自分だけでなく、みなが苦しみを抱えて生きているのだという当たり前の事実を思うことが助けになりました。そうすることで、生活の中で接する数少ない人に、以前よりも心を開き、思いやりを持てるようになりました。しかし、ベリンダにとってもっと大きな意味を持ったのは、孤独感が和らぎ始めたことでした。

　ある夜、ベリンダはベッドに横になって窓の外を見ていました。谷の向こうに見える家々の窓から、きらきらと明かりが漏れています。じっとそれを見ていて、そこに住む人々がみな呼吸していること、そして自分とさほど変わらない生活を送っていることに思い至りました。すると、自分の身体の呼吸が、誰しもの存在の根源に通じているように思えてきました。不意に、自分はこの世界の一部なのだと感じました。それはベリンダを根本から変えてしまうような、まったく新しい意識のあり方でした。

　イアンはつながりの瞑想を実践したことで、周囲の人との関わり方に思いがけない微妙な変化が起こりました。初めはつながりの瞑想をしていても、何の効果も感じられませんでした。ところがその後、自分がスーパーのレジ係の女性に対して、以前よりずっと心を開き、やさしい気持ちになっている

ことに気づいたのです。それから、通りを歩いていて、不意に他人が自分と同じ人間に見えてきました。そして、自分が往々にして他人を物として扱っていたことに思い至りました。これには少し愕然とする思いでした。自分が他人をどう見ているかなど、それまであまり気にしたことがありませんでしたが、そのとき、相手が木でも車でも変わらないような気持ちで人と接していたことに気づいてしまったのです。こうして、イアンの人を見る目が変わりました。相手も自分とよく似た人間で、1人1人がそれぞれの人間関係、希望や恐れ、苦しみや喜びの結びつきの中心なのだと思えたのです。少しずつこうした実感が湧いてくると、イアンの心に他者とつながっている感覚、他者へのいたわりの気持ちが芽生えてきました。こうして他者とのつながりを感じたことで、イアンは通りを歩きながら自然と笑顔になっていました。それから数日の間に、心に絡みついていたストレスがほどけていくのを感じ、痛みもさらに和らいでいきました。

ペーシングプログラム：3分間呼吸空間法

　これまでの実践を通して、休憩と活動のパターンが痛み、ストレス、疲労の度合いに与える影響に、敏感に気づけるようになってきていることでしょう。活動と休憩の心地よいバランスがまだ見つかっていなければ、今週もベースラインの調整を続けて、自分に合ったパターンを探しましょう。急ぐことはありません。ベースラインの発見と調整は定まった目標というよりは、現在進行形のプロジェクトと考えるべきものです。

　すでに心地よいバランスが見つかっていれば、ベースラインを少しだけ伸ばすことを検討しましょう。その場合も、急ぐ必要はないことを忘れないでください。自分に合ったペースで進めればよいのです。その際、1週間に伸ばせるのは、最大でもベースラインの5％までと心に留めておくことも大切です。

　ここまでの実践の中で、ペーシングプログラムを投げ出して、構わず今まで通りの生活を続けたいという思いが繰り返し心に湧いてきたのではないでしょうか。痛みが治まり、気分的にも幸せで活力がみなぎっているときに、

ベースラインを守り続ける理由を忘れずにいるのは難しいかもしれません。反対に、痛み、ストレス、不安に押しつぶされそうなときにも、ペーシングを続けようという気持ちを保つのは容易ではありません。これは、決して意外なことではありません。痛みがあるときには、とにかく楽になりたいと思うものです。憂うつなときには、ただその気分が消えてほしいと思うことでしょう。ストレスや怒りがあるときに、心の落ち着きを保つ理由を忘れずにいるのはたやすいことではありません。こうしたときには、マインドフルな意識はすぐに消えてしまい、マインドフルでいようという気すら起こらなくなってしまうものです。そうして、染みついた無意識の習慣に逆戻りしてしまうのも珍しいことではありません。3分間呼吸空間法は、まさにこうした状況に対処するためにつくられました。これは時間をとって行う正式な瞑想と、日常生活で必要なこととをつなぐ「ミニ瞑想」です。定期的に自分の状態を確認し、不快な思考や感覚が生まれては消えていくのを観察するのに利用できます。そうすることで、温かい気持ち、やさしさ、安心感とともに「地に着いた」感覚を取り戻すことができます。多くの人が、これはマインドフルネスのコースで学ぶ技法の中でも特に大切なものだと話しています。

　この瞑想には主に3つの利点があります。1つは、生活の区切りとして実施することでペーシングを維持しやすくなることです。2つ目は、ネガティブな気持ちが手のつけられない勢いで膨らみ始める前に、それを静められることです（これを放っておくとコントロールが利かなくなり、二次的苦痛が悪化する原因になります）。3つ目は、深刻な問題や、急性の痛みに襲われたときに、苦痛を静める緊急時の瞑想として利用できることです。

　この瞑想は3つの段階からなり、それぞれが約1分間という構成になっています。いわば、マインドフルネスプログラム全体のエッセンスを3分間に凝縮した瞑想です。その構成は、砂時計の形に沿って意識が変化しながら進行していくとイメージすると分かりやすいでしょう。初めに、心に浮かぶ思考や身体の感覚を、意識の空間を大きく広げてしっかりと観察します。次に、呼吸の感覚に意識を集中していき、息が身体を出入りするのを感じ取ります。そして最後にもう一度、注意を外側に広げて全身を意識し、感じ取った

ことを温かい思いやりの気持ちで満たします。その後、意識の空間をさらに広げて、日常生活へと戻っていきます。

この瞑想は、少なくとも1日2回、できればそれ以上実施することが望まれます。

3分間呼吸空間法の利点は、ほぼどこにいても行えることです。職場や家でも、行列に並んでいても、電車やバスに乗っていても、同じように実践できます。ペーシングプログラムのためだけでなく、心が大きな負担にさらされたときにはいつでも、この瞑想を活用してください。

3分間呼吸空間法[*5]

ステップ1：気づく

　今いる場所で、身体の動きを止めます。横になっていても、座っていても、立っていても構いません。自分が一番心地よくなる姿勢を選び、軽く目を閉じます。なんであれ、今この瞬間、自分に起きていることに意識を向けます。

　身体の重みを重力に任せます。床、椅子、ベッドと、自分の足、お尻、背中などの接点に体重を預けていきます。

- 今、どのような感覚があるでしょうか。痛みや不快感に対して緊張や抵抗があることに気づいたら、穏やかにそれに向き合って、できるだけそれを受け入れるようにしていきます。呼吸が苦しくなってきたら、息を吐くたびに少しずつそれを緩めていきます。力を抜いて、身体を重力に任せていきます。
- 思考が心に浮かんでは消えていくのを意識します。その内容にとらわれずに、生じては消えていくままにしておくように心がけます。思考を通してものを見るのではなく、思考に対して目を向けます。思考を空に浮かぶ雲と同じように観察し、移ろいゆく心の出来事として扱います。「思考は事実ではない」ことを忘れないようにします。

●心に生じる気分や感情を意識します。嫌な気分を感じないようにしたり、好ましい感情に飛びついたりせずに、それらが生じては消えていくままにしておけるか見てみます。やさしいまなざしで、あらゆることを意識の中に受け入れていきます。

ステップ２：意識を集中する

　次に、呼吸に伴う身体の感覚に意識を向けていきます。意識を呼吸に集中し、胴の前面、背面、側面、その内側でも表面でも、さまざまな感覚を感じ取ります。息が身体を出入りするのに伴うさまざまな感覚を意識します。移ろいゆく呼吸に心をとどめることができるか観察します。あらゆることを、一瞬一瞬、移り変わっていくままに観察します。呼吸を錨として、現在の瞬間と身体の感覚とに意識をとどめます。心がさまよっていたことに気づくたびに「奇跡の瞬間」が訪れていることを思い出します。そのとき、脇道にそれていた意識が「目覚める」のです。そして、身体の奥深くに感じる呼吸の感覚に、穏やかに心を引き戻します。

ステップ３：意識を広げる

　最後に、ゆっくりと意識を広げていき、全身を感じます。今どのような姿勢であったとしても、自分の身体の重みと形を感じ取ります。全身で呼吸を感じます。360度あらゆる方向から息を吸い、あらゆる方向に息を吐いていることをイメージします。痛みや不快感があれば、意識を開いたまま、思いやりを持ってそれを受け入れるようにします。一呼吸ごとに緊張と抵抗を緩めていきます。経験するあらゆることを受け入れる心を養います。すべてをやさしく受け入れます。では、さらに意識を広げて、部屋の中の音、外の音を聞きます。周りにいる人を意識します。そして、さらに意識を大きく広げていき、この世界のあらゆる人をその中に受け入れるようにイメージします。世界全体が呼吸する様子を思い描きます。

> それでは、ゆっくりと目を開けて、身体を動かします。その日の活動に戻りながらも、ここで養った意識を保つように心がけます。

習慣を手放す：手あたり次第に人にやさしくする

　自分以外の誰かの生活を魔法のように幸せにする方法の1つは、相手が思いも寄らないような親切をしてあげることです。そのため今週は毎日、誰かに小さな親切を実行しましょう。特に冒険的な気分のときには、いつもなら扱いに困る人や、嫌いな相手にもやさしくしてみましょう。その際、相手から感謝されることよりも、人に親切にすること自体に喜びがあるのを忘れないようにしましょう。大きな贈り物をしたり、大げさにやさしさをアピールしたりする必要はありません。例えば、開けたドアを次の人のために押さえたり、友人や同僚に飲み物をおごったりするだけでも十分です。友人や家族、仕事仲間のことを思い浮かべてみましょう。その人たちの生活を少しだけ幸せにするために、何ができますか。ちょっとした親切でも、誰かが一日気分よく過ごせるようなことが1つはあるはずです。それは、何かの仕事に追われている同僚のデスクに、朝一番でちょっとした贈り物を置いておくことかもしれません。例えば花束や小さなチョコレートを置いておくだけでも、相手はまったく違った気分で一日を過ごせるのではないでしょうか。あるいはデスクの片づけを手伝うこともできます。お茶やコーヒーを周囲の人よりも率先して自分が入れてあげてもよいでしょう。

　家では、パートナーがやりたがらないことを代わりにしたり、相手の好物を作ったりすることもできます。友人や隣人のために子守をしてあげてもよいかもしれません。良い本を読み終えたら、別の人が読めるようにそれを公園のベンチやバスの座席に置いておいたり、図書館に寄贈したりしましょう。手元に置いておきたくない（あるいは、いらなくなった）物はチャリティーショップに寄贈して「片づけて」しまってもよいでしょう。また、無料のリサイクリングサービスやアプリなども利用できます。

私たちは往々にして、気後れしたり、おかしなやつだとか、弱いやつだと思われるのを怖がったりして、人助けをためらってしまいます。そういうときは、そのためらいの感覚に意識を集中します。生じてはすぐに消えていくその感覚を受け入れ、しばらく感じ取ったら、いずれにせよ親切を実行しましょう。人に親切にするのなら、何も恐れることはありません。

第11章
第8週：本来の自分を生きる

Week Eight: Life Lives Through You

「この間、その手紙が届きました。封筒を見てすぐに誰からのものか分かったから、静かな場所を見つけて、しばらく1人でそこに書かれた言葉をかみしめることにしたんです」

ロッティーは最近までマインドフルネスのコースを受講していたので、そのメッセージを受け止めるために、どうやって心の準備をすればよいか知っていました。それでも、それを読む覚悟ができるまでには少し時間が必要でした。簡単に読み流すことはできないかもしれないと分かっていたのです。

「1階のトイレに行きました。家の中で、うちの坊やたちが私を探しに来ない、唯一の安息の地だから。どこかの貴婦人ならプライベートルームがあるんでしょうけど、私の隠れ家はトイレなの。

トイレに座って、見慣れた筆跡の文字にゆっくり目を通しました。その心のこもった、思慮深い大事なアドバイスの内容と、それを残らず心に取り入れることの大切さに思いを巡らせました。実はこの手紙、私が書いたものなんです。いえ、私は多重人格者じゃないし、おかしくなったわけでもないですよ。この手紙は、私が参加したマインドフルネスのコースで、最後の課題として書いたものなんです。掛け値なしに、私の人生を好転させてくれたコースです。手紙の課題は8週間のコースで学んださまざまなことを1つにまとめるというものでした。その手紙に、なぜマインドフルでいることが大切なのか、なぜマインドフルネスのための時間をとらなくちゃいけないのか、思い出すための言葉をつづるんです。

手紙を封筒に入れて封をしたら、それをインストラクターに渡しました。

インストラクターは、1か月後にそれを私に送ってくれると言いました。手紙に書いたのはこんな内容です」

ロッティーへ
　人生は小さなことに悩みながら過ごすには、あまりにも短くて貴重なものです。一瞬一瞬を無駄にしないように、しっかりとその瞬間に身を置いて感じ取りましょう。痛みがあるとき、嫌な状況に陥ったとき、不安・ストレス・憂うつを感じるときには、その状況を変えるためにできることに目を向けるか、その状況に対する自分の反応の仕方を変えましょう。
　あなたは心根がやさしくて、人に対する思いやりと共感が深く、大きな愛情を示すこともできる人です。次はその思いやりとやさしさを、自分にも分けてあげる番です。
　苦痛や罪悪感から自分を自由にしてあげましょう。そうした苦しみから得るものは何もありません。
　毎日、瞑想の時間をとりましょう。5分だけでも、もっと長くでも。瞑想はあなたの健康と幸せに大きな意味を持つ、生活の中で優先すべき活動です。
　難しい状況では、反応する前に考えましょう。立ち止まって、呼吸して、より良い道を選びましょう。
　あなたには健康、幸せ、愛、喜び、そしてこれまでに夢見てきたすべてのことを得る資格があります。しっかりと目を開いて感じ取れば、あなたの周りには豊かさと喜びがあふれています。
　　　　　　　　　　　　　　　　　　　　　　　　　慈しみを込めて
　　　　　　　　　　　　　　　　　　　　　　　　　ロッティーより

　ロッティーが自分に送ったこの手紙は、マインドフルネスの普遍的な効果を見事に伝えています。この章の終わりには、みなさんにも同じように、自分宛ての手紙を書いていただきます。それに封をしたら、友人にお願いして1か月後に自分に送ってもらいましょう。そうすることで、マインドフルネ

スの実践を続ける理由を思い出すことができます。

　今週は、8週間にわたる「健康のためのマインドフルネスプログラム」の最終週ですが、むしろこれからの人生の始まりでもあります。その2つの意味で、この第8週は大事な節目になります。この章では、先週までに学んできたさまざまなことを振り返り、この先も実践を続けていく方法を見つけます。そうすることで、あなたが望むなら、どこまでも学びを深めていくマインドフルネスの旅を継続することができます。

　コースを進めていく中で、私たちはマインドフルネスの鍵となる3つの力を身につけてきました。

- **フォーカス・アウェアネス**：1度に1つの物事に注意を集中することを学び、穏やかで安定した心を育む。
- **オープン・モニタリング**：広く開かれた意識に心をとどめ、生きていく中で経験することが、一瞬一瞬変化し続ける様子を観察することを学ぶ。これによって物事をより正確に認識することが可能になるため、調和のとれた生き方ができるようになっていく。
- **慈悲と思いやり**：自分を受け入れ、自分と他者をいたわる気持ちを養う。これによって、人はみなよく似ていて、互いにつながっていることが分かり、ストレスや、反射的な感情や行動が治まっていく。そして、温かく健全な生活を取り戻すことができる。

　しかし、プログラムを進めるうちに、コースの全体像や、各部分の結びつきが分からなくなっているかもしれないので、ここで簡単に振り返ってみましょう。

　プログラムの初めの数週間では、呼吸と身体に意識を集中することを学びました。また、重力に抵抗して緊張を強めるのではなく、身体の重みを重力に預けることを学んできました。そして実践が深まるにつれて、徐々に2種類の苦痛の違いが明らかになりました。それは一次的苦痛と二次的苦痛です。一次的苦痛が短期的には避けられないこともあるのに対して、二次的苦痛はそうではありません。私たちが実際に感じる痛みや苦しみの多くは二次

的苦痛です。それがはっきりと分かるにしたがって、苦痛が和らいできたことでしょう。

　また、プログラムの初期には、心の「することモード」についても学びました。これは物事に対して論理的・合理的に問題解決を図るアプローチです。「することモード」は人類に備わった力の中でも特に大きな意味を持つものですが、それが対処できない物事にまで働き出すと、問題を引き起こすことがあります。例えば、感情やつらい精神状態を論理的に「解決」しようとしたり、慢性の痛みや病気を「取り除こう」としたりしても問題はますます深まります。これは二次的苦痛の主な原因の1つであり、不安、ストレス、抑うつ、疲弊の原因にもなります。こうした問題は通常、心を「あることモード」に切り替えることで消えていきます。「あることモード」は物事にただ純粋に気づく心の働きで、普段はさまざまな思考や感情の雲の裏に隠れています。「あることモード」によって、心に浮かぶ思考が途切れなく移り変わっていくのを、あるがままに観察できます。「ネガティブ」な思考や感情はたいてい、意識を向けることで自然と消えていき、そうした思考や感情に伴って生じることのある不安、ストレス、抑うつ、苦痛も同時に解消されます。このように、思考を通してものを見るのではなく、思考に対して目を向けることを学んできました。また、それによって、たとえ事実に見えたとしても、思考は事実ではないことを理解しました。

　その後、マインドフルな動きの瞑想では、自然な呼吸の流れの延長で身体を動かす実践をしました。この実践を通して、日常の中でのさまざまな身体の動きを、動作の大小にかかわらず、マインドフルに行うことを学びました。さらに、ペーシングを通して自分だけの「マインドフルネス・リズム」を見つける実践に踏み出しました。これは、いつの間にか「膨張―破裂」サイクルに逆戻りするのを避けるとともに、心と身体に過度の負担をかけずに活動していく助けになります。

　コースの進行とともに、自分への受容と思いやりの気持ちを養い、自分に対して過度に厳しく、批判的になってしまう傾向を和らげることを学んできました。また、不快感にやさしく穏やかな気持ちで向き合うことで、変えられないこと（一次的苦痛）を心の底から受け入れ、そうでないこと（二次的苦痛）

は変えていく力を身につけてきました。

　こうして、喜びを味わう力を取り戻す道が開かれました。日常の中にある心地よさを再び感じ取れるようになったことは、このプログラムで学んだ中でも、とりわけ大切な力の1つです。

　そして、自分の意識を広げて——カメラの広角レンズで広い範囲を捉えるように——経験することを広く取り入れる「大きな器」をつくる方法を覚えました。これによって、心地よさと痛みを同時に心の中にとどめておけるようになり、経験することは一定の状態にとどまらず、常に変化していくことを理解しました。そしてこのような広くバランスのとれた意識を得たことで、無意識に痛みを感じないようにしたり、心地よさにしがみついたりする傾向から自由になり、物事の「移ろい」を感じながら生きられるようになったのです。これによって、生きていく中で出会う現実への抵抗を終わらせ、心のバランスと安定を得ることができました。

　しかし、こうして学んできた自分への温かい思いやりの気持ちでさえも、まだ十分ではありませんでした。苦痛やストレスは大きく和らいだものの、完全な幸せを得るためには、思いやりを向ける範囲をもう少し広げて、その中に他者を受け入れる必要があるのです。そのために、私たちは意識の焦点を自分自身から他者にまで広げることを学びました。こうして、孤立と隔たりの中にあった意識を、つながりを感じ取る意識へと変化させました。

　こうした一連の学びによって、マインドフルネスの1つの基本理念を行動に移す準備が整いました——物事が移ろっていくのは止められなくても、行動の仕方によって、自分の進む方向を変えていくことはできるのです。道はたいてい平坦ではなく、時に曲がりくねっていたとしても、人生の進路をどちらにとるかは自ら決めることができます。だから、経験することに無意識に反応せず、温かい思いやりの気持ちで対応することを学べば、生活が豊かで充実したものになっていくのです。自分や周りに厳しく反応していては、問題や痛みがますます深まるばかりです。こうしたマインドフルな生き方を自分の人生に完全に溶け込ませるには、多くの実践が必要です。しかしマインドフルネスに取り組むあらゆる瞬間がそれを助けてくれます。

　そしてここからが第8週の始まり——これからの人生のスタートです。こ

の実践を通して、残った苦痛とストレスの解消に取り組んでいきましょう。

> ### 第 8 週の実践
>
> - 10分間の「ボディスキャン瞑想」(55ページ参照、付属CDトラック1)を、1週間のうち6日間実施。
> - 10分間の「呼吸瞑想」(79ページ参照、付属CDトラック2)を、1週間のうち6日間実施。また、他の瞑想の中で、今の自分の状況に特に適していると感じるものも実施するとよいでしょう。
> - ペーシング:「3分間呼吸空間法」を継続(189ページ参照、付属CDトラック8)。
> - 自分に手紙を書く(205ページ参照)。

今週まではプログラムの一環として瞑想を行いますが、その先は自分で実践を継続する理由が必要になってきます。何と言っても私たちは、この目まぐるしい世界で最も貴重な資源である、時間を費やしているのです。実践を続ける理由は、今この場で考えておくのが賢明です。そうしないと私たちは、得てしてもっと優先度の高そうな別のことに目を奪われ、いつの間にか実践を続けられなくなってしまいます。では、少し時間をとって、実践を続けたいと思う理由をよく考えてみましょう。目を閉じて……

……そして、考えます……

深い井戸に石を落として、その反響音を聞くとイメージします。その反響の中から、心の奥底にある理由が聞こえてくるかもしれません。例えば、実践を続けることで……

- 痛みをコントロールし続けることができる
- 痛みがあっても、充実した生活を送れる

- ストレスが減り、憂うつな気分が和らぐ
- 家族のためにもなる
- 落ち着きと活力を保てる
- 怒り、くやしさ、不信感から距離を保てる
- 感謝を持って、開かれた心で日々を過ごせる

　では、自分の心の奥深くをのぞいて、これからも実践を続けたいという思いと、その理由を確かめてみてください。上に挙げた理由のいくつかが自分に当てはまり、それで十分という人もいるかもしれません。一方で、もう少し深く掘り下げる必要がある人もいるでしょう。

　また、実践を継続する理由がどうあれ、自分が長く続けていける瞑想法を選ぶ必要があります。一度選んだら、それを変えられないわけではありません。実践する瞑想法は日によっても、もっと長い期間の中でも変えていくことができます。ボディスキャン瞑想（55ページ参照）や、呼吸瞑想（79ページ参照）で、呼吸と身体にただ意識を集中する必要があると感じることもあるでしょう。孤立を感じるときには、つながりの瞑想（180ページ参照）で、他の生命とのつながりを取り戻したいと思うかもしれません。痛みや苦しみが再び悪化し始めたなら、思いやりと受容の瞑想（117ページ参照）が特に役立つでしょう。こうした瞑想を自分に一番役立つように、自由に組み合わせて実践してください。

　どのくらいの時間を瞑想に費やせばよいでしょうか。

　それは、実践の中で自然と感じ取ってください。普段は1日に10分から20分の瞑想を目安とし、日によってはもっと長く実践してもよいでしょう（長い瞑想についてはhttp://www.breathworks-mindfulness.org.uk/およびhttp://franticworld.com/を参照）。瞑想にかける時間を検討するときに覚えておいていただきたいのは、「瞑想」（meditation）と訳された仏教の言葉（パーリ語）には、「育てること」（cultivation）という意味もあることです。瞑想は、良質な果物を育てるのと同じで、成果を急いで刈り取ることはできません。長い年月をかけて展開していくプロセスなのです。そして毎日のように心を注がなくてはなりません。それでも、どのくらいの時間を瞑想にかけるべきかが分からなければ、自分

の心の果樹園に入って、その目で確かめてみましょう。

　ヨガで一番難しい動きをインストラクターに尋ねると、それはヨガマットに乗ることだと言います。瞑想の実践に抵抗を覚えたときは、それを思い出してください。ただ始めてしまいましょう。1分だけ瞑想しよう、そう自分と約束して取りかかります……多くの場合、始めることさえできれば、自然ともっと長く続けてしまうでしょう。

　どの瞑想をするときにも、創意と柔軟性を心がけます。実践のたびに、新鮮な気持ちで、感動を忘れずに取り組むことができるか試してみましょう。こうした新鮮で曇りない意識を表す素晴らしい言葉があります。「ビギナーズ・マインド」（初心者の心）です。初心者の姿勢を忘れずに取り組むことで、謙虚さと学ぶ意欲を保てるでしょう。禅僧の鈴木俊隆老師はこのことを次のように説いています。「初心者の心には多くの可能性があります。しかし専門家と言われる人の心には、それはほとんどありません」[*1]

　また、マインドフルネスは、決して本書で紹介してきた10分間の瞑想だけに収まるものではないことも忘れないでください。それは生活のあらゆる面に及ぶ気づきのあり方なのです。この先、苦しみが戻ってきたときや、人生が思い通りにならなくなってきたときのために、これまでに学んださまざまなことを使って、自分だけのマインドフルネス「ツールキット」をつくっておけば役に立つことでしょう。つくり方については、以下の説明を参考にしてください。

マインドフルネス・ツールキット

　物事がうまくいかなくなってきたときに、生活を軌道修正するのに必要なすべてが詰まった非常用の「ツールキット」を手元に置いておけば、この先いつでも利用することができます。大切なのは、必要になったときにいつでも使えるように、あらかじめすべての準備を整えておくことです。

　少しの間静かに座って、このプログラムで学んだことの中で、特に役立つと感じた技法や考え方を思い出してみましょう。それを書き出しま

す。目的は、自分を立ち止まらせ、一呼吸おいて少しマインドフルな状態にしてくれる考え方や言葉、技法のリストを作ることです。そのリストには、生活に――そしてマインドフルネスに――立ち返るための短い実践法もいくつか入れておくとよいでしょう。

　「ツール」をいくつ用意するかは自由です。例えば、プログラムの各週で学んだことを1つずつ載せたリストを作り、そこに足りないものをいくつか追加してもよいでしょう。あるいは、特に自分に役立つと思ったものだけを少数選んでも構いません。これから自分が遭遇しそうな状況のほとんどに対処できるような考え方や実践法を取りそろえておきます。また、どうしていいか分からなくなったときのために、リストの上のほうにこう書いておきましょう。「迷ったときは、とにかくどれかをやってみる！」

　ツールキットができたら、それを持ち歩くか、日常的に目にする場所に貼っておくとよいでしょう。また、ツールキットをときどき見直すことも忘れないようにしましょう。新しく付け足すべき大事なことが見つかるかもしれません。

　以下は、リストに入れる項目の例として参考にしてください。

- 3分間呼吸空間法を実践する。生活の中で定期的に立ち止まって、呼吸している身体に注意を引き戻すことを忘れない。
- 「思考は事実ではない」こと、そして、思考を通してものを見るのではなく、思考に対して目を向けることを忘れない。自分の思考や感情をあまり真に受けないこと。特にネガティブなものは。
- 必要になる前に休憩をとる。ペースを保って活動することを忘れない。
- 一次的苦痛と二次的苦痛の違いを心に留めておく。
- 心地よいことに気づく。自分に聞いてみよう。「この瞬間、心地よいことをいくつ見つけられる？」
- 今、心の中で話しているのは「することモード」じゃないか？　「することモード」が、できないことまでやろうとしていないか？
- 笑って、無理にでも。息をして。肩、首、腕、手が緊張していない？

- マインドフルネスとともに一日を始めよう。目を開けたら、目に映るもの……天井、壁……をしっかりと観察して。何を感じる？　何が聞こえる？　匂いは？
- ゆっくりと動く。自分の動きと呼吸を意識する。
- 感じることをやさしく受け入れる。どんなにつらい感情にも、やさしい意識を向けよう。
- 疲れたとき、いらいらしたとき、ストレスや不安を感じたとき、痛みがあるとき、何かつらい気持ちや感覚があるときは、立ち止まって呼吸空間法をする。
- マインドフルな動き ── 少しマインドフルに動いてみよう。ほんの１分間、肩を回すだけでも。
- 喜びと悲しみは双子。誰の心にも同時に存在していて、どちらもいずれは消えていく。
- マインドフルに行動する。今しているのがどんなことでも、しっかりと意識してマインドフルに行う。
- 小舟ではなく、クルーザーになる。海のうねりに揺られるのではなく、人生の波の上を落ち着いて航行する。
- ３つのＣを忘れない ── 注意 (care)、思いやり (compassion)、決意 (commitment) を、自分が望む生活ではなく、あるがままの生活に向ける。
- 緊張を緩める。顎、肩、首、手や他の部分が緊張していないか？　そこに息を吹き込むように呼吸して、緊張を和らげよう。
- 過去や未来にとらわれない。あらゆる思考は一時的なもの。過ぎ去っていくままにしておこう。
- 強い思考や感情に反応するのではなく、意識的に対応する。思考や感情が膨らんでいくのを感じたら、意識を広げる。
- 心の中で抵抗が膨らんでいない？　それは何に対する抵抗？　今すぐどこか別の場所へ行きたいと感じていない？　リラックスして、やさしく。麻痺したように感じるときは、そこに意識を集中して感じ取る。何かにのみ込まれそうなときは、意識を広げる。

- すぐに変えられないものは受け入れて、そうでないものを変えることを忘れない。進むのは一歩だけでいい。「受け入れられない」という気持ちをやさしく受け入れよう。変えられない状況は時間を置いて見直すと自分に約束しよう。それが明日でも、来週、来月、あるいは来年でも。
- 忘れないで。呼吸はいつでも、ともにある。
- 誰かのことを思い浮かべて。手あたり次第にやさしくしよう。
- 立ち止まって、息をして、みなが強くつながっていることを思い出して。
- お茶とビスケットを用意して、5分だけ座ろう。

　どの瞑想を実践することにしたとしても、ペーシングが自分の役に立つと感じているなら、日常の中でマインドフルネス・リズムを保ち、ペースを保って活動することも忘れないようにしましょう。おそらく、だんだんとベースラインを伸ばしていけるとは思いますが、膨張―破裂サイクルに陥らないように気をつけてください。ベースラインに関しては、慎重さを忘れずに取り組みましょう。

　この先、長い年月をかけてマインドフルネスの実践を深めていくにしたがって、3分間呼吸空間法は特に頼れる存在になっていくでしょう。何もかもがうまくいかないとき、手に負えないような苦しみやストレスを感じるとき、うつや疲弊が避け難く迫ってきているような気がするとき、呼吸空間法で一日の中に区切りを入れることは間違いなく助けになります。また、そうすることで穏やかに自分のベースラインを守り続けることもできます。このコースで学んだことの中から、もし1つだけ選んで自分の生活に持ち帰るとしたら、呼吸空間法をお勧めします。

　「習慣を手放す」についてはどうでしょうか。習慣的な思考や行動は、根深い苦しみの原因となることが多いので、日常の中で少しずつ、その習慣の力を緩めていく必要があります。すでに私たちは、とてもシンプルな方法でそれができることを学んできました。例えば、しばらく立ち止まって身体の

重みを重力に預けること、友人のためにお茶を入れること（そのとき、お湯が完全に沸いて、湯沸かし器のスイッチが切れるまで待つこと）、普段と別の道を通って職場に行くこと、公園のベンチで沈む夕日を見ることなどが役立ちます。お決まりになっている行動の仕方を変えるだけで、苦痛を悪化させるストレスや緊張を減らせるのです。そうすることで自動操縦や、いつも私たちを駆り立てている「することモード」を離れ、「あることモード」で物事を意識的に選択しながら生きられるようになります。「習慣を手放す」はマインドフルな意識を生活の中に取り入れる、驚くほどシンプルな方法です。そのため、もしこのコースの中からもう1つ生活に持ち帰るなら「習慣を手放す」を選ぶとよいでしょう。

本当の幸福を見つける

　慢性の痛み、病気、ストレスに苦しんでいると、生きることは時に耐え難いものになります。悪いことばかり重なる気がして、何もかもが自分の生活をできる限り苦しくするように仕組まれているのだとさえ思えるかもしれません。そんなどん底の状況にいれば、どうしようもなく絶望的な気分になるでしょう。しかし、何よりも大切な学びが得られるのは、まさにそのときなのです。なぜなら混乱した状況から少しの間、ほんの一呼吸つく間だけでも、一歩身を引くことを覚えれば、そこにより良い生き方が垣間見えるからです。自分の内側に笑いかけ、ほんの少しやさしさを示すことができれば、心に小さな流れが生まれ、それが大きな気づきと思いやりにつながっていきます。こうして、1つ1つの気づきの瞬間は、一滴の朝露のように小さな水流に流れ込みます。やがてその水流は小川に、そしてもっと大きな河へと広がっていきます。しばらくすると、その流れには自然な勢いが生まれ、自分や他者に温かい思いやりの気持ちを持つことが、ごく当たり前になっていきます。この温かい気持ちによって苦しみやストレスが消えていき、後には本当の幸福感が残るのです。

自分に手紙を書く

　では最後に、自分への手紙を書きましょう。先ほどのロッティーのような手紙を書いても、まったく違うものを書いても構いません。お手本もなければ、「正しい」書き方や「間違った」書き方もありません。ただ、自分が心から受け取りたいと思うような手紙を書きましょう。このコースで学んだいろいろなことを思い出させてくれて、自分自身の持つさまざまな長所や理想に触れる内容にしてもよいでしょう。真っ白なキャンバスに描くように思いをつづりましょう。誰にも書いた手紙を見せる必要はありません。

　手紙が書けたら封をして、切手を貼ります。それを友人に渡して、1か月後に自分に送ってもらいましょう。

　最後に、ノーベル賞作家デレク・ウォルコットの詩を贈ります。この先何が起きても、どんな手紙を書いたとしても、この言葉を忘れずにいてください。

尽きない愛

やがてその時は来る
大きな喜びを感じながら
迎え入れる、たどり着いた自分を
自分の家の戸口で、自らを映す鏡を前に
互いの歓迎を受け笑顔を送り合う、

そして声をかける。ここに座って。食べよう。
かつては自分自身だった見知らぬ人をもう一度愛すのだ。
ワインをあげよう。パンをあげよう。愛を返してあげよう
その人自身に、生まれてからずっと

自分を愛し続けてくれた見知らぬ人に、他の誰かに目を奪われて
見向きもしなかった相手に、自分を心から知るその人に。
本棚にしまったラブレターを取り出そう、

あの写真も、絶望的な思いをつづったノートも、
鏡に映った自分を引っ張り出す。
座って。さあ自分の生を味わい尽くそう。

注

[第1章]

*1 Brown, C. A., & Jones, A. K. (2013). Psychobiological correlates of improved mental health in patients with musculoskeletal pain after a mindfulness-based pain management program. *Clinical Journal of Pain*, 29(3), 233-244.

*2 Baer, R. A., Smith, G. T., Hopkins, J., Kreitemeyer, J., & Toney, L. (2006). Using self-report assessment methods to explore facets of mindfulness. *Assessment*, 13, 27-45.

*3 Brown, C. A., & Jones, A. K. (2013). Psychobiological correlates of improved mental health in patients with musculoskeletal pain after a mindfulness-based pain management program. *Clinical Journal of Pain*, 29(3), 233-244.

*4 Zeidan, F., Martucci, K. T., Kraft, R. A., Gordon, N. S., McHaffie, J. G., & Coghill, R. C. (2011). Brain mechanisms supporting the modulation of pain by mindfulness meditation. *Journal of Neuroscience*, 31(14), 5540-5548. 以下のサイトに掲載された、モルヒネの有効性に関連する、ウェイクフォレスト大学医学部のフェイデル・ゼイダン博士のコメントも参照。http://ow.ly/i8rZs.

*5 Kabat-Zinn, J., Lipworth, L., Burncy, R., & Sellers, W. (1986). Four-year follow-up of a meditation-based program for the self-regulation of chronic pain: Treatment outcomes and compliance. *Clinical Journal of Pain*, 2, 159; Morone, N. E., Greco, C. M., & Weiner, D. K. (2008). Mindfulness meditation for the treatment of chronic low back pain in older adults: A randomized controlled pilot study. *Pain*, 134(3), 310-319; Grant, J. A., & Rainville, P. (2009). Pain sensitivity and analgesic effects of mindful states in zen meditators: A cross-sectional study. *Psychosomatic Medicine*, 71(1), 106-114.

*6 Brown, C. A., & Jones, A. K. (2013). Psychobiological correlates of improved mental health in patients with musculoskeletal pain after a mindfulness-based pain management program. *Clinical Journal of Pain*, 29(3), 233-244.

*7 Zeidan, F., Martucci, K. T., Kraft, R. A., Gordon, N. S., McHaffie, J. G., & Coghill, R. C. (2011). Brain mechanisms supporting the modulation of pain by mindfulness meditation. *Journal of Neuroscience*, 31(14), 5540-5548. 以下のサイトに掲載された、モルヒネの有効性に関連する、ウェイクフォレスト大学医学部のフェイデル・ゼイダン博士のコメントも参照。http://ow.ly/i8rZs.

*8 Grossman, P., Tiefenthaler-Gilmer, U., Raysz, A., & Kesper, U. (2007). Mindfulness training as an intervention for fibromyalgia: Evidence of postintervention and 3-year follow-up benefits in well-being. *Psychotherapy and Psychosomatics*, 76, 226-233; Sephton, S. E., Salmon, P., Weissbecker, I., Ulmer, C., Floyd, A., Hoover, K., et al. (2007). Mindfulness meditation alleviates depressive symptoms in women with fibromyalgia: Results of a randomized clinical trial. *Arthritis & Rheumatism*, 57, 77-85; Schmidt, S., Grossman, P., Schwarzer, B., Jena, S., Naumann, J., & Walach, H. (2011). Treating fibromyalgia with mindfulness-based stress reduction: Results from a 3-armed

randomized controlled trial. *Pain*, 152, 361-369.
* 9 Morone, N. E., Lynch, C. S., Greco, C. M., Tindle, H. A., & Weiner, D. K. (2008). "I felt like a new person" –The effects of mindfulness meditation on older adults with chronic pain: Qualitative narrative analysis of diary entries. *Journal of Pain*, 9, 841-848.
* 10 Gaylord, S. A., Palsson, O. S., Garland, E. L., Faurot, K. R., Coble, R. S., Mann, J. D., et al. (2011). Mindfulness training reduces the severity of irritable bowel syndrome in women: Results of a randomized controlled trial. *American Journal of Gastroenterology*, 106, 1678-1688.
* 11 Grossman, P., Kappos, L., Gensicke, H., D'souza, M., Mohr, D. C., Penner, I. K., et al. (2010). MS quality of life, depression, and fatigue improve after mindfulness training: A randomized trial. *Neurology*, 75, 1141-1149.
* 12 Speca, M., Carlson, L., Goodey, E., & Angen, M. (2000). A randomized, wait-list controlled clinical trial: The effect of a mindfulness meditation-based stress reduction program on mood and symptoms of stress in cancer outpatients. *Psychosomatic Medicine*, 62, 613-622.
* 13 Jha, A., et al. (2007). Mindfulness training modifies subsystems of attention. *Cognitive Affective and Behavioral Neuroscience*, 7, 109-119; Tang, Y. Y., Ma, Y., Wang, J., Fan, Y., Feng, S., Lu, Q., et al. (2007). Short-term meditation training improves attention and self-regulation. *Proceedings of the National Academy of Sciences (US)*, 104(43), 17152-17156; McCracken, L. M., & Yang, S.-Y. (2008). A contextual cognitive-behavioral analysis of rehabilitation workers' health and well-being: Influences of acceptance, mindfulness and values-based action. *Rehabilitation Psychology*, 53, 479-485; Ortner, C. N. M., Kilner, S. J., & Zelazo, P. D. (2007). Mindfulness meditation and reduced emotional interference on a cognitive task. *Motivation and Emotion*, 31, 271-283; Brefczynski-Lewis, J. A., Lutz, A., Schaefer, H. S., Levinson, D. B., & Davidson, R. J. (2007). Neural correlates of attentional expertise in long-term meditation practitioners. *Proceedings of the National Academy of Sciences (US)*, 104(27), 11483-11488.
* 14 Brown, K. W., & Ryan, R. M. (2003). The benefits of being present: Mindfulness and its role in psychological well-being. *Journal of Personality and Social Psychology*, 84(4), 822-848; Lykins, E. L. B., & Baer, R. A. (2009). Psychological functioning in a sample of long-term practitioners of mindfulness meditation. *Journal of Cognitive Psychotherapy*, 23(3), 226-241.
* 15 Ivanowski, B., & Malhi, G. S. (2007). The psychological and neurophysiological concomitants of mindfulness forms of meditation. *Acta Neuropsychiatrica*, 19, 76-91; Shapiro, S. L., Oman, D., Thoresen, C. E., Plante, T. G., & Flinders, T. (2008). Cultivating mindfulness: Effects on well-being. *Journal of Clinical Psychology*, 64(7), 840-862; Shapiro, S. L., Schwartz, G. E., & Bonner, G. (1998). Effects of mindfulness-based stress reduction on medical and premedical students. *Journal of Behavioral Medicine*, 21, 581-599.
* 16 以下を参照。NICE Guidelines for Management of Depression (2004, 2009); Ma, J., & Teasdale, J. D. (2004). Mindfulness-based cognitive therapy for depression: Replication and exploration of differential relapse prevention effects. *Journal of Consulting and Clinical Psychology*, 72, 31-40; Segal, Z. V., Williams, J. M. G., & Teasdale, J. D., *Mindfulness-Based Cognitive Therapy for Depression: A New Approach to Preventing Relapse* (Guilford Press, 2002)［越川房子監訳（2007）マインドフルネ

ス認知療法——うつを予防する新しいアプローチ　北大路書房］; Kenny, M. A., & Williams, J. M. G. (2007). Treatment-resistant depressed patients show a good response to Mindfulness-Based Cognitive Therapy. *Behaviour Research & Therapy*, 45, 617-625; Eisendraeth, S. J., Delucchi, K., Bitner, R., Fenimore, P., Smit, M., & McLane, M. (2008). Mindfulness-based cognitive therapy for treatment-resistant depression: A pilot study. *Psychotherapy and Psychosomatics*, 77, 319-320; Kingston, T., et al. (2007). Mindfulness-based cognitive therapy for residual depressive symptoms. *Psychology and Psychotherapy*, 80, 193-203.

* 17　Bowen, S., et al. (2006). Mindfulness meditation and substance use in an incarcerated population. *Psychology of Addictive Behaviors*, 20, 343-347.

* 18　Hölzel, B. K., Ott, U., Gard, T., Hempel, H., Weygandt, M., Morgen, K., & Vaitl, D. (2008). Investigation of mindfulness meditation practitioners with voxel-based morphometry. *Social Cognitive and Affective Neuroscience*, 3, 55-61; Lazar, S., Kerr, C., Wasserman, R., Gray, J., Greve, D., Treadway, M., McGarvey, M., Quinn, B., Dusek, J., Benson, H., Rauch, S., Moore, C., & Fischl, B. (2005). Meditation experience is associated with increased cortical thickness. *NeuroReport*, 16, 1893-1897; Luders, E., Toga, A. W., Lepore, N., & Gaser, C. (2009). The underlying anatomical correlates of long-term meditation: Larger hippocampal and frontal volumes of gray matter. *Neuroimage*, 45, 672-678.

* 19　Tang, Y., Ma, Y., Wang, J., Fan, Y., Feg, S., Lu, Q., Yu, Q., Sui, D., Rothbart, M., Fan, M., & Posner, M. (2007). Short-term meditation training improves attention and self-regulation. *Proceedings of the National Academy of Sciences*, 104, 17152-17156.

* 20　Davidson, R. J. (2004). Well-being and affective style: Neural substrates and biobehavioural correlates. *Philosophical Transactions of the Royal Society*, 359, 1395-1411.

* 21　Lazar, S., Kerr, C., Wasserman, R., Gray, J., Greve, D., Treadway, M., McGarvey, M., Quinn, B., Dusek, J., Benson, J., Rauch, S., Moore, C., & Fischl, B. (2005). Meditation experience is associated with increased cortical thickness. *NeuroReport*, 16, 1893-1897.

* 22　Davidson, R. J., Kabat-Zinn, J., Schumacher, J., Rosenkranz, M., Muller, D., Santorelli, S. F., Urbanowski, F., Harrington, A., Bonus, K., & Sheridan, J. F. (2003). Alterations in brain and immune function produced by mindfulness meditation. *Psychosomatic Medicine*, 65, 564-570; Tang, Y., Ma, Y., Wang, J., Fan, Y., Feg, S., Lu, Q., Yu, Q., Sui, D., Rothbart, M., Fan, M., & Posner, M. (2007). Short-term meditation training improves attention and self-regulation. *Proceedings of the National Academy of Sciences*, 104, 17152-17156.

* 23　Epel, E., Daubenmier, J., Moskowitz, J. T., Folkman, S., & Blackburn, E. (2009). Can meditation slow rate of cellular aging? Cognitive stress, mindfulness, and telomeres. *Annals of the New York Academy of Sciences*, 1172, 34-53.

* 24　Walsh, R., & Shapiro, S. L. (2006). The meeting of meditative disciplines and Western psychology: A mutually enriching dialogue. *American Psychologist*, 61, 227-239.

* 25　同上。

* 26　Kabat-Zinn, J., Lipworth, L., Burncy, R., & Sellers, W. (1986). Four-year follow-up of a meditation-based program for the self-regulation of chronic pain: Treatment outcomes and compliance. *Clinical Journal of Pain*, 2, 159; Brown, C. A., & Jones, A. K. (2013). Psychobiological correlates of improved

mental health in patients with musculoskeletal pain after a mindfulness-based pain management program. *Clinical Journal of Pain*, 29(3), 233-244; Lutz, A., McFarlin, D. R., Perlman, D. M., Salomons, T. V., & Davidson, R. J. (2013). Altered anterior insula activation during anticipation and experience of painful stimuli in expert meditators. *Neuroimage*, 64, 538-546.
* 27　Baliki, M. N., Bogdan, P., Torbey, S., Herrmann, K. M., Huang, L., Schnitzer, T. J., Fields, H. L., & Apkarian, A. V. (2012). Corticostriatal functional connectivity predicts transition to chronic back pain. *Nature Neuroscience*, 15, 1117-1119.
* 28　Williams, M., & Penman, D., *Mindfulness: A Practical Guide to Finding Peace in a Frantic World* (Piatkus, 2011)［佐渡充洋・大野裕監訳（2016）自分でできるマインドフルネス──安らぎへと導かれる8週間のプログラム　創元社］より一部修正して掲載。

[第2章]
* 1　Wall, P. D., & Melzack, R., *The Challenge of Pain* (Penguin Books, 1982), p.98［中村嘉男監訳（1986）痛みへの挑戦　誠信書房］; Melzack, R., & Wall, P. D. (1965). Pain mechanisms: A new theory, *Science*, 150(3699), 371-379.
* 2　Cole, F., Macdonald, H., Carus, C., & Howden-Leach, H., *Overcoming Chronic Pain* (Constable & Robinson, 2005), p.37; Bond, M., & Simpson, K., *Pain: Its Nature and Treatment* (Elsevier, 2006), p.16では、国際疼痛学会による急性痛（1か月未満）、亜急性痛（1か月から6か月）、慢性痛（6か月以上）の説明とは異なる定義を用いている。
* 3　Health Survey for England 2011, Health, social care and lifestyles, Chapter 9 Chronic Pain, The Health and Social Care Information Centre (NHS) 20 December 2012, http://digital.nhs.uk/catalogue/PUB09300.
* 4　Gaskin, D. J., & Richard, P. (2012). The economic costs of pain in the United States. *Journal of Pain*, 13(8), 715.
* 5　Health Survey for England 2011, Health, social care and lifestyles, Chapter 9 Chronic Pain, The Health and Social Care Information Centre (NHS) 20 December 2012, http://digital.nhs.uk/catalogue/PUB09300.
* 6　NOP Pain Survey (2005), 23-25 September. 英国疼痛学会の委託による。
* 7　Ploghaus, A., Narain, C., Beckmann, C. F., Clare, S., Bantick, S., Wise, R., Matthews, P. M., Rawlins, J. N., & Tracey, I. (2001). Exacerbation of pain by anxiety is associated with activity in a hippocampal network. *Journal of Neuroscience*, 21(24), 9896-9903.
* 8　Zeidan, F., Martucci, K. T., Kraft, R. A., Gordon, N. S., McHaffie, J. G., & Coghill, R. C. (2011). Brain mechanisms supporting the modulation of pain by mindfulness meditation. *Journal of Neuroscience*, 31(14), 5540-5548. 以下のサイトに掲載された、モルヒネの有効性に関連する、ウェイクフォレスト大学医学部のフェイデル・ゼイダン博士のコメントも参照。http://ow.ly/i8rZs.

[第4章]
* 1　Farhi, D., *The Breathing Book* (Henry Holt and Company, 1996).

* 2　Roberts, M., *The Man Who Listens to Horses* (Arrow Books, 1997). [東江一紀訳（1998）馬と話す男――サラブレッドの心をつかむ世界的調教師モンティ・ロバーツの半生　徳間書店]

[第5章]
* 1　Segal, Z. V., Williams, J. M. G., & Teasdale, J. D., *Mindfulness-Based Cognitive Therapy for Depression: A New Approach to Preventing Relapse* (Guilford Press, 2002), p.73. [越川房子監訳（2007）マインドフルネス認知療法――うつを予防する新しいアプローチ　北大路書房]
* 2　同上。
* 3　Zeidan, F., Grant, J. A., Brown, C. A., McHaffie, J. G., & Coghill, R. C. (2012). Mindfulness meditation-related pain relief: Evidence for unique brain mechanisms in the regulation of pain. *Neuroscience Letters*, 520, 165-173. 以下も参照。Brown, C. A., & Jones, A. K. (2010). Meditation experience predicts less negative appraisal of pain: Electrophysiological evidence for the involvement of anticipatory neural responses. *Pain*, 150, 428-438. また、これに関する以下の解説も参照。Buhle, J., & Wager, T. D. (2010). Does meditation training lead to enduring changes in the anticipation and experience of pain? *Pain*, 150, 382-383.

[第6章]
* 1　Dickstein, R., & Deutsch, J. E. (2007). Motor imagery in physical therapist practice. *Physical Therapy*, 87(7), 942-953.

[第7章]
* 1　一例として以下を参照。Desbordes, G., Negi, L. T., Pace, T. W., Wallace, B. A., Raison, C. L., & Schwartz, E. L. (2012). Effects of mindful-attention and compassion meditation training on amygdala response to emotional stimuli in an ordinary, non-meditative state. *Frontiers in Human Neuroscience Journal*, 6, 29, doi:10.3389/fnhum.2012.00292

[第8章]
* 1　Hanson, R., *Buddah's Brain: The Practical Neuroscience of Happiness, Love and Wisdom* (New Harbinger Publications, 2009).
* 2　Gilbert, P., *The Compassionate Mind* (Constable, 2010 edition); first published 2009; paperback edition published 2010, p.34.
* 3　Maitreyabandhu, *The Crumb Road* (Bloodaxe Books, 2013) の 'This' より。

[第9章]
* 1　Naomi Shihab Nye の詩 'Kindness' より。
* 2　ダッチャー・ケルトナー博士が最初に用いた言葉で、現在では他の一線の社会科学者たちの間でも使われるようになってきている。
* 3　Gilbert, P., *The Compassionate Mind* (Constable & Robinson, 2009) の第2章に分かりやすく概観がまとめられている。

*4 Gilbert, P., *The Compassionate Mind* (Constable & Robinson, 2009) の第2章より一部修正して掲載。

*5 Costa, J., & Pinto-Gouveia, J. (2011). Acceptance of pain, self-compassion and psychopathology: Using the chronic pain acceptance questionnaire to identify patients' subgroups. *Clinical Psychology and Psychotherapy*, 18, 292-302.

*6 Carson, J. W., Keefe, F. J., Lynch, T. R., et al. (2005). Loving-kindness meditation for chronic low back pain: Results from a pilot trial. *Journal of Holistic Nursing*, 23, 287-304.

*7 Thaddeus, W. W., et al. (2009). Effect of compassion meditation on neuroendocrine, innate immune and behavioral responses to psychosocial stress. *Psychoneuroendocrinology*, 34, 87-98.

*8 科学的根拠については、以下の論文で分かりやすい概観が得られる。Halifax, J. (2011). The precious necessity of compassion. *Journal of Pain and Symptom Management*, 41(1), 146-153.

*9 Wren, A. A., et al. (2012). Self-compassion in patients with persistent musculoskeletal pain: Relationship of self-compassion to adjustment to persistent pain. *Journal of Pain and Symptom Management*, 43(4), 759-770.

*10 'The Compassionate Brain' audio series, 'Session 1: How the Mind Changes the Brain', https://www.soundstrue.com/, 2012. リック・ハンソン博士とリチャード・デビッドソン博士の対談。

*11 仏教の瞑想の伝統において「フォーカス・アウェアネス」はサマタ、「オープン・モニタリング」はヴィパッサナーとして知られている。

［第10章］

*1 Calaprice, A. (Ed.). *Dear Professor Einstein: Albert Einstein's Letters to and from Children* (Princeton University Press, 2002) より引用。

*2 Stout, C., Morrow, J., Brandt, E. N., & Wolf, S. (1964). Unusually low incidence of death from myocardial infarction: Study of an Italian American community in Pennsylvania. *JAMA*, 188, 845-849.

*3 Egolf, B., Lasker, J., Wolf, S., & Potvin, L. (1992). The Roseto effect: A 50-year comparison of mortality rates. *American Journal of Public Health*, 82(8), 1089-1092.

*4 Fredrickson, B. L., Cohn, M. A., Coffey, K. A., Pek, J., & Finkel, S. M. (2008). Open hearts build lives: Positive emotions, induced through loving-kindness meditation, build consequential personal resources. *Journal of Personality and Social Psychology*, 95(5), 1045-1062.

*5 マインドフルネス認知療法（MBCT）より一部修正。以下を参照。Segal, Z. V., Williams, J. M. G., & Teasdale, J. D. *Mindfulness-Based Cognitive Therapy for Depression: A New Approach to Preventing Relapse* (Guilford Press, 2002), p.241.［越川房子監訳（2007）マインドフルネス認知療法――うつを予防する新しいアプローチ　北大路書房］

［第11章］

*1 Suzuki, S., *Zen Mind, Beginners' Mind* (Weatherhill, 1973)［松永太郎訳（2010）禅マインド、ビギナーズ・マインド　サンガ］の題辞より。

資料

瞑想の道具

　マインドフルネスや瞑想の実践は、できるだけ心地よい状態で取り組めるような道具を用意したほうが、楽に続けられます。以下の例を参考にしてください。

＊横になって行う場合、瞑想用マット、ヨガマットを敷くと快適に取り組めます。また、ヨガ用ボルスター（長枕）を膝の下に置くと、背骨の負担を和らげることができます。アイピローは目のリラックスに役立ちます。

＊床に膝をつくか、腰を下ろした姿勢で瞑想するなら、以下のどれかを試してみましょう。瞑想用クッション（座布）、瞑想用スツール（座面の下に足を入れられる木製の小さなスツール、正座椅子）、ヨガブロック（2個セットで、サイズは30.5センチ×20.5センチ×5センチがお勧めです）。バランスディスク（適度な高さに膨らませて、ヨガブロックの上に置く）も背骨や仙骨の負担を取り除くのに有効です。これはバランスクッション、ヨガディスク、ヨガクッション、エクササイズクッションといった名称でも販売されています。

＊椅子に座って瞑想する場合は、ダイニングチェアのような、背もたれの真っすぐな椅子を選びましょう。足の下に瞑想用クッション（座布）を置いてもよいかもしれません。また、バランスディスクを座面に置いてその上に座ると、仙骨や座骨にかかる負担を和らげるのに役立ちます。

　これらの道具の詳しい購入方法についてはブレスワークス（info@breathworks.co.uk）にお問い合わせください。イギリス国外にお住まいの場合はインターネットでお近くのお店を探してください。また、以下のウェブサイトでさまざまな瞑想の姿勢や、道具を紹介した動画もご覧いただけます。

http://www.breathworks-mindfulness.org.uk/
http://franticworld.com/

マインドフルな動きの瞑想

　本書で紹介したマインドフルな動きの瞑想は、ブレスワークスが開発したプログラムの一部です。元のプログラム全体を学ぶことに興味をお持ちであれば、mindful movement packについて、info@breathworks.co.ukにメールでお問い合わせください。

日々のマインドフルネス

タイマーを用意すると、ペーシングを続け、マインドフルネス・リズムを保つのに役立ちます。デジタル式のカウントダウンタイマーならどれでも構いませんが、活動と休憩のサイクルに合わせて利用するために、2つ以上の時間の長さをローテーションで設定できる製品が理想的です。例えば、15分活動して、5分横になるというサイクルに合わせて、繰り返しタイマーが鳴るように設定します。タイメックス社のアイアンマンシリーズの腕時計にはこの機能（カウントダウン・インターバル・タイマー）があります。また、Enso のタイマーもとても優れています。http://www.salubrion.com/products/ensoclock/

ブレスワークスのコース

ブレスワークスでは、本書で紹介したプログラムの学びをサポートする、さまざまな機会を提供しています。グループで学ぶコースや、オンラインコースに加え、個人向けのレッスンやサポートもあります。また、ブレスワークスのインストラクターとして、マインドフルネスのプログラムを人に教えるためのトレーニングもあります。ブレスワークスの公認トレーナーのリストや、提供しているトレーニングの詳細については、以下のサイトでご確認ください。
http://www.breathworks-mindfulness.org.uk/

その他の関連するウェブサイト

http://franticworld.com/　本書の姉妹書 *Mindfulness: A Practical Guide to Finding Peace in a Frantic World* のウェブサイトです。このサイトには、本書の学びの効果を高める資料をはじめ、他の瞑想や書籍のページへのリンク、講演、イベント、リトリート（研修会）に関する情報なども掲載しています。

https://www.mindfulnessteachersuk.org.uk/　イギリスで提供されるマインドフルネスに基づくコースの統一性と、優れた実践をサポートすることに力を注ぐUK Network for Mindfulness-based Teacher Training Organisations のサイトです。このネットワークは、イギリス国内でマインドフルネスのコースのインストラクターを養成している、すべての主要な組織に支持されています。

https://www.umassmed.edu/cfm　マサチューセッツ大学医学部のマインドフルネスセンターのウェブサイトです。ジョン・カバットジン博士が設立したこの組織は、マイン

ドフルネスを医療に取り入れる先駆けとなりました。また、以下のサイトではジョン・カバットジン博士が吹き込んだ瞑想実践のCD、デジタル音源が販売されています。
https://www.mindfulnesscds.com/

インターネット上の瞑想講座および資料

https://www.wildmind.org/　このサイトは包括的な瞑想のオンライン講座およびサポートを提供しています。また、音声ガイダンスに沿って実践するためのさまざまなCDを販売しています。

https://thebuddhistcentre.com/　Triratna Buddhist Community（三宝仏教コミュニティ）のウェブサイトです。ヴィディヤマラはこのコミュニティで実践に取り組んでいます。

　現代科学と仏教の対話についてもっと詳しく知りたい方は、Mind & Life Instituteのウェブサイトをご覧ください。https://www.mindandlife.org/

リトリート

　泊まり込みのリトリート（研修会）に参加することは、支援体制の充実した素晴らしい環境で学びと実践を統合する理想的な方法です。多くの国にさまざまなリトリートセンターがあり、多様なイベントを開催しています。インターネットで検索すると、以下のサイトをはじめ、さまざまな情報が見つかるでしょう。
https://www.goingonretreat.com/
https://gaiahouse.co.uk/

オーストラリア、ニュージーランドの情報

ブレスワークス

http://www.breathworks-mindfulness.org.uk/australia-2018　このウェブサイトはシドニーで開催されるブレスワークスのコースの詳細を掲載しています。

活動グループ

MBSR-MBCT ANZ@yahoogroups.com　シドニーに拠点を置いて活動するMBCTインストラクターのクリッシー・バークがインターネット上で立ち上げたグループです。グループのメンバーには、関連するカンファレンス、研究記事、マインドフルネスのイベントに関する最新の情報が定期的に共有されています。メンバーは互いに質問し

たり、関係を築いたり、協力して活動することができます。参加を希望する場合はクリッシーに連絡してください（chrissie.burke@gmail.com）。

瞑想センター

https://www.sydneybuddhistcentre.org.au/
http://melbournebuddhistcentre.org.au/
http://www.dharma.org.au/

インターネット上のその他の資料

http://www.openground.com.au/　オーストラリアで開催されるマインドフルネスのコースやトレーニングに関する情報が掲載されています。

http://www.mindfulexperience.org/　以下のような包括的な情報提供を行うMindfulness Research Guideのホームページです（訳注：現在はAmerican Mindfulness Research Associationに引き継がれている。https://goamra.org/）。

1. マインドフルネスの科学的研究に関する情報を、研究者および実務的専門家に提供する。例えば、研究発表、実験の測定器具、マインドフルネスの研究センターの情報など。
2. Mindfulness Research Monthly（マインドフルネスに関する月刊の会報）を発行し、最新の研究の進展について研究者および実務的専門家への情報共有を図る。

関連書籍

著者のヴィディヤマラとダニーは本書の内容と関連の深い本を他にも執筆しています。

Burch, V., *Living Well with Pain and Illness: Using Mindfulness to Free Yourself from Suffering* (Piatkus, 2008).
ヴィディヤマラの最初の著書。痛みや病気を抱えながら、マインドフルネスを通して幸福に生きるというテーマを深く掘り下げた、お勧めの関連書籍です。

Williams, M., & Penman, D., *Mindfulness: A Practical Guide to Finding Peace in a Frantic World* (Piatkus, 2011).［佐渡充洋・大野裕監訳（2016）自分でできるマインドフルネス――安らぎへと導かれる8週間のプログラム　創元社］. Published by Rodale in the US and Canada as *Mindfulness: An Eight-Week Plan for Finding Peace in a Frantic World*.
ダニーとマーク・ウィリアムズ教授による、本書の姉妹書です。人生の妨げとなる憂うつ、ストレス、不安、精神的疲弊の連鎖を断ち切るための8週間のプログラムを紹介しています。こちらも関連書籍としてお勧めします。

以下の書籍は各テーマの案内書として、また、さらなる探求への導きとなることを意図して掲載しています。ここで挙げた著者・指導者の多くには、他にも著書があり、瞑想ガイダンスの音源も販売されています。

瞑想、健康、心理学

Bennett-Goleman, T., *Emotional Alchemy: How the Mind Can Heal the Heart* (Harmony Books, 2001).

Bertherat, T., & Bernstein, C., *The Body Has Its Reasons* (Healing Arts Press, 1989).

Brazier, C., *A Buddhist Psychology: Liberate Your Mind, Embrace Life* (Robinson Publishing, 2003).［藤田一照訳（2006）自己牢獄を超えて――仏教心理学入門　コスモス・ライブラリー］

Crane, R., *Mindfulness-Based Cognitive Therapy* (Routledge, 2008).［家接哲次訳（2010）30のキーポイントで学ぶマインドフルネス認知療法入門――理論と実践　創元社］

Dahl, J., & Lundgren, T., *Living Beyond Your Pain* (New Harbinger Publications, 2006).

Epstein, M., *Going to Pieces without Falling Apart: A Buddhist Perspective on Wholeness* (Thorsons, 1999).

Epstein, M., *Going on Being: Buddhism and the Way of Change, a Positive Psychology for the West* (Broadway Books, 2001).

Epstein, M., *Thoughts without a Thinker: Psychotherapy from a Buddhist Perspective* (Basic Books, 2005). [井上ウィマラ訳（2009）ブッダのサイコセラピー——心理療法と"空"の出会い　春秋社]

Farhi, D., *The Breathing Book* (Henry Holt & Company, 1996).

Germer, C., *The Mindful Path to Self-Compassion: Freeing Yourself from Destructive Thoughts and Emotions* (Guilford Press, 2009).

Gilbert, P., *The Compassionate Mind: A New Approach to Life's Challenges* (Constable, 2010).

Gilbert, P., & Choden, *Mindful Compassion* (Robinson, 2013).

Goleman, D., *Emotional Intelligence* (Bantam Books, 1995). [土屋京子訳（1996）EQ——こころの知能指数　講談社]

Goleman, D., *Working with Emotional Intelligence* (Bantam Books, 1998). [梅津祐良訳（2000）ビジネスEQ——感情コンピテンスを仕事に生かす　東洋経済新報社]

Goleman, D., *Destructive Emotions: How Can We Overcome Them? A Scientific Dialogue with the Dalai Lama* (Bantam Books, 2004). [加藤洋子訳（2003）なぜ人は破壊的な感情を持つのか　アーティストハウスパブリッシャーズ]

Kabat-Zinn, J., *Full Catastrophe Living* (Piatkus, 2001). [春木豊訳（2007）マインドフルネスストレス低減法　北大路書房]

Kabat-Zinn, J., *Coming to Our Senses* (Piatkus, 2005).

Klein, A., *Chronic Pain: The Complete Guide to Relief* (Carroll & Graf Publishing, 2001).

Kubler-Ross, E., *On Death and Dying* (Simon and Schuster, 1997). [鈴木晶訳（2001）死ぬ瞬間——死とその過程について　中央公論新社]

Levine, S., *Healing into Life and Death* (Gateway Publications, 1989). [高橋裕子訳（1993）癒された死　ヴォイス]

Levine, S., *Who Dies* (Gateway, 2000). [菅靖彦・飯塚和恵訳（1999）めざめて生き、めざめて死ぬ　春秋社]

Neff, K., *Self-Compassion: Stop Beating Yourself Up and Leave Insecurity Behind* (Harper Collins, 2011). [石村郁夫・樫村正美訳（2014）セルフ・コンパッション——あるがままの自分を受け入れる　金剛出版]

Santorelli, S., *Heal Thy Self: Lessons on Mindfulness in Medicine* (Three Rivers Press, 2000).

Segal, Z. V., Williams, J. M. G., & Teasdale, J. D., *Mindfulness-Based Cognitive Therapy for Depression: A New Approach to Preventing Relapse* (Guilford Press, 2002). [越川房子監訳（2007）マインドフルネス認知療法——うつを予防する新しいアプローチ　北大路書房]

Smith, S., & Hayes, S., *Get Out of Your Mind and Into Your Life: The New Acceptance and Commitment Therapy* (New Harbinger Publications, 2005).

Williams, M., Segal, Z., Teasdale, J., & Kabat-Zinn, J., *The Mindful Way Through Depression:*

Freeing Yourself from Chronic Unhappiness (Guildford Press, 2007). ［越川房子・黒澤麻美訳（2012）うつのためのマインドフルネス実践——慢性的な不幸感からの解放　星和書店］

瞑想とマインドフルネス

Analayo, *Satipatthana: The Direct Path to Realization* (Windhorse Publications, 2003).

Bodhipaksa, *Wildmind: A Step-by-Step Guide to Meditation* (Windhorse Publications, 2007).

Goldstein, J., *Insight Meditation: The Practice of Freedom* (Newleaf, 1994).

Goldstein, J., & Salzberg, S., *Insight Meditation: A Step-by-Step Course on How to Meditate* (Sounds True, 2002).

Hart, W., *Vipassana Meditation: The Art of Living as Taught by S. N. Goenka* (Harper Collins, 1987).

Kabat-Zinn, J., *Wherever You Go, There You Are: Mindfulness Meditation in Everyday Life* (Piatkus, 2004). ［田中麻里監訳（2012）マインドフルネスを始めたいあなたへ　星和書店］

Kamalashila, *Meditation: The Buddhist Way of Tranquillity and Insight* (Windhorse Publications, 2003).

Paramananda, *Change Your Mind* (Windhorse Publications, 1996).

Rosenberg, L., *Breath by Breath* (Thorsons, 1998). ［井上ウィマラ訳（2001）呼吸による癒し——実践ヴィパッサナー瞑想　春秋社］

Salzberg, S., *Lovingkindness: The Revolutionary Art of Happiness* (Shambhala Publications, 2004).

Sangharakshita, *Living with Awareness* (Windhorse Publications, 2003).

Tolle, E., *The Power of Now: A Guide to Spiritual Enlightenment* (Hodder, 2001). ［あさりみちこ訳（2002）さとりをひらくと人生はシンプルで楽になる　徳間書店］

Williams, M., & Kabat-Zinn, J., *Mindfulness: Diverse Perspectives on its Meaning, Origins and Applications* (Routledge, 2013).

気づきや瞑想による健康問題のマネジメント

Bedard, J., *Lotus in the Fire: The Healing Power of Zen* (Shambhala Publications, 1999).

Bernhard, T., *How to be Sick* (Wisdom Publications, 2010).

Cohen, D., *Turning Suffering Inside Out: A Zen Approach to Living with Physical and Emotional Pain* (Shambhala Publications, 2003).

Rosenbaum, E., *Here for Now: Living Well with Cancer Through Mindfulness* (Satya House Publications, 2007).

Sadler, J., *Pain Relief without Drugs* (Healing Arts Press, 2007).
Sanford, M., *Waking: A Memoir of Trauma and Transcendence* (Rodale, 2006).
Shone, N., *Coping Successfully with Pain* (Sheldon Press, 1995).

痛み

Bond, M., & Simpson, K., *Pain: Its Nature and Treatment* (Elsevier, 2006).
Cole, F., Macdonald, H., Carus, C., & Howden-Leach, H., *Overcoming Chronic Pain* (Constable & Robinson, 2005).
Nicholas, M., Molloy, A., Tonkin, L., & Beeston, L., *Manage Your Pain* (Souvenir Press, 2003).［坂本篤裕・河原裕泰監訳（2011）自分で「痛み」を管理しよう――慢性痛に順応する積極的取り組み　真興交易医書出版部］
Padfield, D., *Perceptions of Pain* (Dewi Lewis Publishing, 2003).
Wall, P., *Pain: The Science of Suffering* (Columbia University Press, 2000).［横田敏勝訳（2001）疼痛学序説――痛みの意味を考える　南江堂］
Wall, P., & Melzack, R., *The Challenge of Pain* (Penguin Books, 1982).［中村嘉男監訳（1986）痛みへの挑戦　誠信書房］

付録

以下のページに掲載しているテンプレートは、コピーをとって自分の情報を記入するのに使用してください。

日々の活動日誌

日付						
時間	活動内容	かかった時間	活動後に感じた痛み（または確認したいその他の症状）(0～10)	活動後の筋肉の緊張 (0～10)	0（痛みなどの症状に変化なし） ＋（痛みなどの症状が悪化した） －（痛みなどの症状が和らいだ） 休（休憩）	

日誌分析シート

＋ 痛みなどの症状が悪化した	0 痛みなどの症状に変化なし	− 痛みなどの症状が和らいだ

休憩時間分析シート

日付	時間	合計回数	合計時間

ベースライン記録シート

活動内容：

ベースラインレベル：

日付	達成レベル	備考

索引

人名索引

【あ行】
アインシュタイン，アルベルト（Einstein, Albert） 174
アロン，アーサー（Aron, Arthur） 66
ウィリアムズ，マーク（Williams, Mark） 30
ウォール，パトリック（Wall, Patrick） 14
ウォルコット，デレク（Walcott, Derek） 205
ウルフ，スチュワート（Wolf, Stewart） 175

【か行】
カバットジン，ジョン（Kabat-Zinn, Jon） 3, 28
ギルバート，ポール（Gilbert, Paul） 142
コグヒル，ロバート（Coghill, Robert） 21

【さ行】
ジャクソン，マーク（Jackson, Mark） 31
鈴木俊隆（Suzuki, Shunryu） 200
ゼイダン，フェイデル（Zeidan, Fadel） 20-22

【た行】
ダットン，ドナルド（Dutton, Donald） 66
デカルト，ルネ（Descartes, René） 13

【は行】
ハンソン，リック（Hanson, Rick） 139
フレドリクソン，バーバラ（Fredrickson, Barbara） 179
ヘッブ，ドナルド（Hebb, Donald） 142
ペンフィールド，ワイルダー（Penfield, Wilder） 20

【ま行】
マイトレヤバンデュー（Maitreyabandhu） 146
マロリー，ジョージ（Mallory, George） 113
メルザック，ロナルド（Melzack, Ronald） 14

【ら行】
リルケ，ライナー・マリア（Rilke, Rainer Maria） 136
ロバーツ，モンティ（Roberts, Monty） 60, 61

事項索引

【あ行】

アドレナリン 139, 159
あることモード 70-75, 77, 83, 102, 125, 159, 160, 196, 204
ある人 75, 76
アンチ・ゴール 73
怒り 9, 17-19, 23, 50, 67, 85, 90, 101, 125, 153, 156, 159, 167, 168, 185, 188, 199
意識的な選択 72, 81
依存症 13
痛みのボリューム 6, 7, 18, 19, 21
痛みのレンズ 68
一次体性感覚野 20, 21
一次的苦痛 6, 7, 15-17, 23, 24, 34, 35, 49, 50, 75, 77, 84, 116, 149, 195, 196, 201
1本目の矢 23
いら立ち 3, 4, 8, 17, 30, 85, 125, 149, 168, 171
受け入れること 114, 116, 125, 132, 161, 166
内なる批判の声 84
うつ（抑うつ）3, 4, 8, 13, 17, 19, 22, 28, 31, 32, 34, 50, 67, 70-72, 75, 78, 82, 92, 107, 115, 153, 159, 161, 196, 203
移り変わっていく心と身体を感じる 86
英国国立医療技術評価機構（NICE）4

エクササイズ 92-95
エンドルフィン 158, 159
横隔膜 52, 53, 56, 57
オープン・モニタリング 161, 195
オキシトシン 139, 158, 159
思いやり 16, 25, 33-36, 38, 57, 59, 71, 73, 80, 84, 92, 93, 107, 114-118, 120-122, 125, 131, 132, 135, 151, 153, 156, 158-163, 166-168, 177-181, 183-186, 188, 190, 194-197, 202, 204
思いやりと受容の瞑想 35, 115, 117, 121, 123-125, 135, 199

【か行】

回避 73
カウンセリング 3, 4
「獲得」のシステム 157, 159, 160
過敏性腸症候群 3, 4, 17
がん 3-5, 13, 15-17, 186
感情制御システム 159
感情知性 4
感情の悪循環 67
関節炎 3, 13, 15, 17, 104, 160
記憶の喪失 13
機能的磁気共鳴画像法（fMRI）20
キャピラノ吊り橋 66, 67
急性痛 14, 15, 24
脅威 67, 138-140
「脅威－回避」のシステム 157, 160
「教会の鐘」理論 13
薬 3, 4, 12, 24, 30, 89

ゲートコントロール理論　14
嫌悪　61, 113, 120, 125, 159, 163, 164
幻肢症候群　16
高血圧　5
興奮の誤帰属　66
コーヒー瞑想　8, 45
呼吸瞑想　34, 76-79, 82, 91, 115, 141, 161, 177, 198, 199
呼吸を感じる簡単な瞑想　8
心の警戒システム　52
心の健康プログラム　37
心を開く瞑想　35, 161-163, 166, 177, 178
腰の痛み（腰痛）　3, 4, 13
骨盤　40-43
コルチゾール　139, 159

【さ行】
罪悪感　55, 79, 167, 185, 194
３分間呼吸空間法　177, 187-189, 198, 201, 203
思考は動かぬ現実　74
思考は心の出来事　74
自己免疫疾患　3
自動操縦　34, 55, 60, 72, 77, 111, 125, 171, 204
慈悲　160, 162, 179, 195
自分に手紙を書く　205
嗜眠　13
社会に蔓延する苦痛　16
習慣を手放す　9, 10, 32, 64, 87, 111, 135, 154, 171, 191, 203, 204

常時接続　48
神経障害性疼痛　15
心臓病　3, 5, 13, 16, 17
陣痛　3
ズームイン　6
ストレス　2-10, 13, 16-19, 22, 23, 25, 28-32, 34-37, 39, 48-52, 54, 60-62, 64, 67, 68, 70-73, 75, 77, 78, 80, 82, 83, 85-87, 90-92, 104-107, 113-115, 117, 123-127, 130-132, 135, 142, 150, 151, 153, 155, 157-161, 167, 174-176, 178, 183-185, 187, 188, 194-199, 202-204
することモード　69-75, 77, 83, 85, 101, 102, 125, 159, 160, 196, 201, 204
する人　75, 76
精神的・身体的スタミナ　4
接近　73
背中の痛み　3, 127
セリアック病　3, 17
線維筋痛症　3, 4, 13, 17, 167
全身呼吸　52
創造性　4

【た行】
代謝性疾患　123
タイマー　130, 132, 134
多発性硬化症　3, 4, 133
注意力　4, 5
鎮痛剤　2, 3, 12, 13, 21, 28, 31, 85, 104, 124, 151, 158
つながりの瞑想　36, 177-180, 183, 185,

186, 199
「強さ」と「弱さ」の限界　93
抵抗　5, 22-24, 34, 61, 116, 118-121, 124, 135, 143-145, 148, 149, 155, 160-164, 167, 170, 171, 180, 181, 189, 190, 195, 197, 202
適者生存　157
「闘争－逃走－凍結」反応　67, 159
疼痛生活障害　160
糖尿病　3, 16
糖尿病性末梢神経障害　134

【な行】
2型糖尿病　5
二次的苦痛　6, 7, 15, 16, 18, 19, 22-24, 28, 32, 34, 35, 49, 50, 52, 68, 73, 75, 77, 78, 84, 116, 123, 137, 149, 157, 161, 188, 195, 196, 201
日常の中で呼吸を意識する　63
日誌　91, 106, 107, 126, 127, 129
日誌の分析　106, 115, 126, 127, 129, 130
2本目の矢　23
ネガティビティ・バイアス　138-141, 147, 157
ノルアドレナリン　139

【は行】
パニック　63
反応速度　4
ビギナーズ・マインド　200
疲弊　4, 8, 13, 16, 17, 22, 23, 31, 72, 78, 82, 107, 115, 127, 159, 196
ピラティス　34
不安　3, 4, 6-9, 13, 16-19, 27-32, 34, 50-52, 54, 60, 61, 63, 67, 70-73, 75, 77, 78, 82, 86, 88, 90, 94, 95, 102, 105, 107, 114, 115, 117, 121, 123, 124, 140, 142, 146, 150, 156, 159, 161, 167, 168, 183, 185, 188, 194, 196, 202
フォーカス・アウェアネス　161, 195
不眠　3, 127
ブレスワークス　23, 28, 38, 95, 133, 153
ブレスワークスセンター　2
ペインクリニック　3, 47, 105
ペーシング　91, 105, 106, 126, 131-135, 150-153, 169, 177, 188, 196, 198, 203
ペーシングプログラム　106, 107, 126, 130, 131, 134, 149, 150, 169, 187, 189
ベースライン　104, 106, 107, 115, 126, 129-131, 133, 134, 141, 149, 150, 152, 161, 169, 187, 188, 203
変形性骨炎　123
片頭痛　3, 13
ペンフィールドのホムンクルス　20
「膨張－破裂」サイクル　91, 103-106, 130, 132-134, 169, 196, 203
抱擁ホルモン　139
ホース・ウィスパラー　60
ボディスキャン瞑想　33, 34, 43, 50, 52, 54, 55, 59, 62, 63, 76, 78, 79, 91, 141, 177, 198, 199

【ま行】

マインドフルな動きの瞑想　34, 91-95, 101-103, 133, 196
マインドフルネス　2-5, 7, 9, 10, 16, 19-25, 27, 28, 31, 35, 37, 38, 49, 52, 55, 60, 67, 68, 71, 72, 74-76, 103, 105, 112, 114, 116, 117, 124, 136, 137, 142, 143, 147, 148, 150, 153, 160-162, 166, 168, 170, 171, 183-185, 188, 193-195, 197, 200-203
マインドフルネス・ツールキット　200
マインドフルネス認知療法（MBCT）　4, 31
マインドフルネス・ペインマネジメント（MBPM）　3, 5, 28, 36
マインドフルネス瞑想　3, 4, 9, 21, 22, 31, 32, 71
マインドフルネス・リズム　91, 150, 196, 203
慢性痛（慢性疼痛）　4, 7, 15-17, 24, 26, 28, 48, 68, 124
慢性的機能障害　4
慢性疼痛症候群　15, 16
慢性疲労症候群　3, 13, 17, 186
瞑想する時間と場所　36
瞑想中の座り方　38
メタ認知　70
免疫機能　5
最もやさしい者が生き残る　157, 158

【や行】

「安らぎと満足」のシステム　157-160
ヨガ　34, 200
喜び探しの瞑想　35, 141-143, 147, 148

【ら行】

理学療法　12, 18, 85, 121
リトリート　133, 153
レジリエンス　4, 5, 8
狼瘡　3, 17, 185
ロゼト効果　175, 178

【わ行】

ワーキングメモリ　4

監訳者あとがきにかえて：痛みへの関わり方を変えるために

　サンフランシスコの北に、ペタルーマという美しい街がある。その山あいにある自然豊かなリトリートセンターで、私は昨日までマインドフルネスの研修に参加していた。

　そのセンターは、アースライズ（earthrise＝地球の出*）と呼ばれ、その名が示すとおり美しい木々や花々に囲まれ、コテージの目の前には、野生の鹿の群れがしばしば姿を現していた。到着の日、都会の喧騒から完全に隔絶され、自然の息吹に触れた瞬間、これから過ごす10日間が、私に悦びと充実とをもたらすことを予感した。

　しかし、そうした予感とは裏腹に、私はこの研修で苦しみ続けることになったのだ。研修では、たびたび数人程度のグループをつくっては、議論と発表を繰り返し、模擬クラスのリードもする。事前に研修の内容が知らされることはなく、いつも突然グループ分けがされ、そして課題が与えられる。課題の内容は難しく、その上、日本人の私にとっては、英語という大きなハンディキャップも加わった。

　最初のグループワークは、大変な「痛み」を伴うものであった。私以外の3人のアメリカ人が猛烈な勢いで議論を始め、私はまったく議論についていけなかった。そのグループのメンバー構成が良くなかったのかもしれないと思うようにしたが、やはり次のグループでも、状況は同じだった。こうして私は、英語ができない無力感と惨めさ、そして疎外感と恐怖心に完全に覆い尽くされてしまった。「なぜ来てしまったのか」「いつまでこのつらさが続くのか」「こんなつらさを味わっているのは自分だけに違いない」。そうした考えが頭の中を支配するようになっていった。

　グループワークのあとには、必ず内省の時間が設けられていた。ワークの中で、自分の内面にどのような反応が起きたかを丁寧に紡ぎ出し、グループもしくは全体で共有する。そのプロセスで徐々に私は、自分が「英語ができない」という現実（痛み）を嫌悪し、そうした現実（痛み）が「一刻も早くなく

なってほしい！」と考え格闘していることに気づいた。しかし、いくら「なくなってほしい」と願ったところで、たった数日で英語が上達するはずもない。願っても逃れられない現実を前に、私は、ますますその現実を嫌悪し、そのことがさらなる苦しみへとつながっていった。

　そして、ついに私は現実を拒絶し続けることを断念した。「どんなに願ったところで、英語は上手くなりっこない！　とっとと諦めよう！」と考え、瞑想をガイドするときは、言葉よりむしろ表情や声のトーンなどで伝えるよう努めた。また、模擬クラスで先生役を務めたとき、参加者の英語が早すぎて聞き取れなくても、「それでは日本人に通じませんよ！　もっとマインドフルに話してください（笑）」とユーモアを交えながらあえて大げさに話しかけてみた。参加者も大いに笑い、そしてゆっくりと話してくれた。英語ができないことを取り繕おうとするのではなく、むしろオープンにした上で、相手とどう関わるかを考えたのだ。

　そうしたからといって「英語が話せない」現実は、何一つ変わってはいない。それでもその現実と闘う関わり方から、現実をそのままに受け入れ、関わり方を変えることで、私は急速に苦しみから解放されていった。

　痛みと苦痛の関係を考えたとき、昨日までのこの体験が真っ先に思い出された。

　慢性痛と、私がここで述べた「痛み」の程度には、確かに大きな開きがある。それでもあらゆる痛みが苦痛に変わるメカニズムには共通性がある。私がそうであったように、痛みに対して、嫌悪、拒絶、格闘、こうした関わり方で対応するとき、それは大いなる苦痛に変わる。そうではなく、今ある痛みに優しい好奇心を向け、それを変えようとせず、ただそのままにしておく。嫌がるでも拒絶するでも闘うでもなく、それをそのままに受け入れ、その痛みに対する関わり方をもう一度考え直してみる。そうすることで苦痛から大いに解放されるのだ。もちろんそれには練習が必要だが、マインドフルネスの実践がその大きな助けになることをこの本は示してくれる。

　身体的にも精神的にも、人生はあらゆる痛みに満ちている。痛みのない人生は考えられないし、痛みは人生の一部でもある。しかし、痛みが人生のす

べてでは決してない。痛みを排除するのではなく、それとの新たな関わり方を見つけることで、痛みがあったとしても、いやむしろそれがあるからこそ、私たちは人生をより豊かにできる。そうした大事な可能性を本書は教えてくれる。

　翻訳にあたっては、原書の意味を維持した上で、日本語としての読みやすさを重視した。また医学的な内容や用語については専門的な立場から私が確認を行い、原書の明らかな誤りや不備はとくに断りなくこれらの修正を行った。

　なお、原書で使われている「pain」については「痛み」を、「suffering」については「苦痛／苦しみ」を基本的な訳語としてあてている。

　最後に、本書の作成にあたっては、多くの方々から多大なる協力をいただいた。本書において、原書の言外に含まれるニュアンスが抜け落ちることなく、なじみやすい日本語でこれが再現されているのは、ひとえに訳者の小野良平さんと岩坂彰さんの力量のおかげである。心より感謝申し上げたい。矢澤喜代美さんには、その包み込むような声で、瞑想ガイドのCDを素晴らしいクオリティにしていただいた。また、メディアスタイリストの蓮池智子さんが適切に編集してくださったおかげで、クオリティを維持しながら瞑想ガイドを規定の長さに収めることができた。創元社の柏原隆宏さんには、前著に引き続き、いつも適切かつ的確な助言で本書が世に出るのを支えていただいた。心から御礼申し上げたい。

　この本を通じて、一人でも多くの人が、痛みによる苦しみから解放され、生活や人生をより豊かなものにできることを心から願っている。

2018年3月13日

佐渡充洋

　＊ earthrise（地球の出）とは、アポロ8号ミッション中の1968年に宇宙飛行士ウィリアム・アンダースが撮影した地球の写真のことである。月の表面から地球が浮かび上がってくる様からこの名前がつけられている。

著者略歴

ヴィディヤマラ・バーチ　Vidyamala Burch

イギリスを拠点にマインドフルネスのコースとトレーニングを提供する組織Breathworksの共同設立者であり、マインドフルネスのトレーナーとして国際的に活躍している。自らの慢性痛への対処として30年以上にわたってマインドフルネスを実践している。主な著書に*Mindfulness for Women*（邦訳が創元社より近刊予定）、*Living Well with Pain and Illness*がある。

ダニー・ペンマン　Danny Penman

ノンフィクション作家・ジャーナリスト。国際的なベストセラー*Mindfulness: A Practical Guide to Finding Peace in a Frantic World*（邦訳『自分でできるマインドフルネス』創元社）のほか、*The Art of Breathing*、*Mindfulness for Creativity*などの著書がある。イギリスの著名な新聞・雑誌に寄稿しており、ジャーナリストとしての受賞歴多数。瞑想の指導者の資格、生化学の博士号も有する。

監訳者略歴

佐渡充洋（さど・みつひろ）

岡山大学医学部医学科卒業。同大学病院麻酔・蘇生科で初期研修後、1999年、慶應義塾大学医学部精神・神経科学教室入局。2005年、ロンドン大学大学院修士課程への留学などを経て、2008年より慶應義塾大学医学部精神・神経科学教室勤務。現在、同教室および同大学ストレス研究センター専任講師。医学博士。主な訳書に『自分でできるマインドフルネス』（創元社）がある。

訳者略歴

小野良平（おの・りょうへい）

1980年生まれ。フリーランスで翻訳や、Webシステムの企画・開発業務に携わる。翻訳では精神療法関連の出版翻訳を中心に、国際NGOへの翻訳協力なども行っている。

岩坂　彰（いわさか・あきら）

1958年生まれ。京都大学文学部哲学科卒業。編集者を経て翻訳家。主に精神療法・神経科学関連の出版翻訳を手がけ、新聞・雑誌向けの報道翻訳も行う。訳書に『うつと不安の認知療法練習帳』『アーロン・T・ベック』『心の痛みのセルフコントロール』（以上、創元社）、『触れることの科学』『こちら脳神経救急病棟』『快感回路』（以上、河出書房新社）、『「うつ」と「躁」の教科書』『心は実験できるか』（以上、紀伊國屋書店）などがある。

付属CD吹き替え＝矢澤喜代美
音源制作＝株式会社メディアスタイリスト

からだの痛みを和らげるマインドフルネス
充実した生活を取り戻す8週間のプログラム

2018年4月20日　第1版第1刷発行

著　者	ヴィディヤマラ・バーチ／ダニー・ペンマン
監訳者	佐渡充洋
訳　者	小野良平／岩坂　彰
発行者	矢部敬一
発行所	株式会社 創元社

〈本社〉〒541-0047　大阪市中央区淡路町4-3-6
TEL.06-6231-9010（代）　FAX.06-6233-3111（代）
〈東京支店〉〒101-0051　東京都千代田区神田神保町1-2 田辺ビル
TEL.03-6811-0662（代）
https://www.sogensha.co.jp/

印刷所　　　株式会社 太洋社

© 2018, Printed in Japan　ISBN978-4-422-11676-1 C3011

イラスト　野崎裕子
装丁　長井究衡

〈検印廃止〉
落丁・乱丁のときはお取り替えいたします。

JCOPY〈出版者著作権管理機構 委託出版物〉
本書の無断複写は著作権法上での例外を除き禁じられています。複写される場合は、そのつど事前に、出版者著作権管理機構（電話03-3513-6969、FAX03-3513-6979、e-mail: info@jcopy.or.jp）の許諾を得てください。

【館外貸出不可】
本書に付属のオーディオCDは図書館およびそれに準ずる施設において館外に貸し出すことはできません。